PILATES

⇨ OHNE VIEL BLABLA

PROGRAMM

WO STEHE ICH?

PILATES STÄRKT DIE KONZENTRATIONSFÄHIGKEIT.

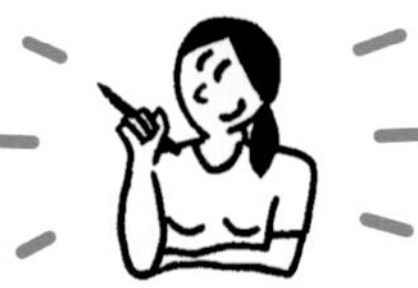

1

2

Mit Pilates kräftigst du deine Bauchmuskeln.

DEIN BAUCH WIRD STRAFFER UND FLACHER.

Die besondere Atemtechnik beim Pilates **erweitert die Lungenfunktion** und **unterstützt den Blutfluss.**

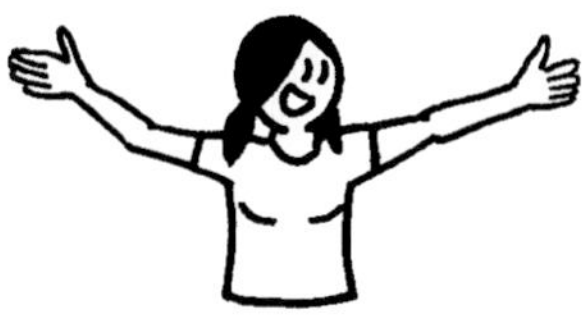

3

Pilates verhilft dir zur

RICHTIGEN KÖRPERHALTUNG

und lindert Rückenbeschwerden!

Mit Pilates kommst du wieder ins

GLEICHGEWICHT

6

FRAUEN können mit Sport und Bewegung das **Brustkrebsrisiko** erheblich senken.

7

Pilates ist eine tolle Möglichkeit, sich sportlich zu betätigen. Die Übungen sind gelenkschonend und können an jedes Niveau angepasst werden. **Es gibt keine gesundheitlichen Bedenken.**

BEVOR ES LOSGEHT

KANNST DU DICH GUT KONZENTRIEREN?

TEST

1. Leg dich ausgestreckt auf den Rücken.
2. Stell die Beine im 90-Grad-Winkel auf.
3. Atme ganz langsam durch die Nase ein und durch den Mund aus.
4. Sobald du zu einem gleichmäßigen Atemrhythmus gefunden hast, strecke die Arme gerade nach oben und führe, während du die ganze Zeit langsam weiteratmest, schnelle Kreisbewegungen aus.

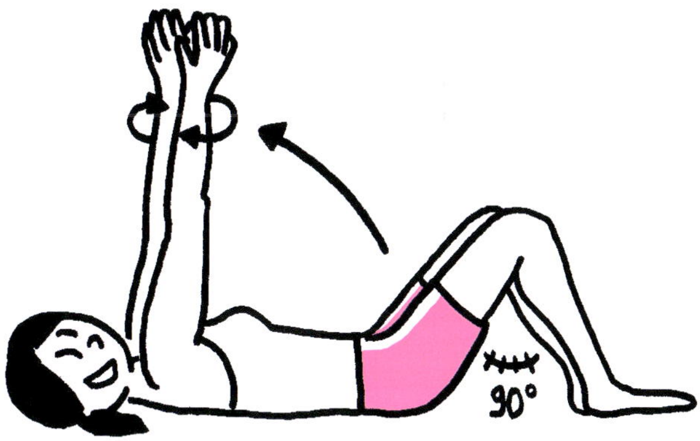

> **Wenn deine Atmung schneller wird** oder deine Armbewegungen langsamer werden, fällt es dir offenbar schwer, dich auf zwei verschiedene Vorgänge zu konzentrieren. Das ist aber kein Grund zur Sorge.

Pilates stärkt deine Konzentrationsfähigkeit. Das wird dir auch im Alltag immer wieder zugute kommen.

BEVOR ES LOSGEHT

HAST DU BAUCH-MUSKELN AUS BETON?

TEST

1. Leg dich ausgestreckt auf den Rücken.

2. Stell die Beine im 90-Grad-Winkel auf.

3. Versuche, nur mit der Kraft deiner Bauchmuskeln ins Sitzen zu kommen.

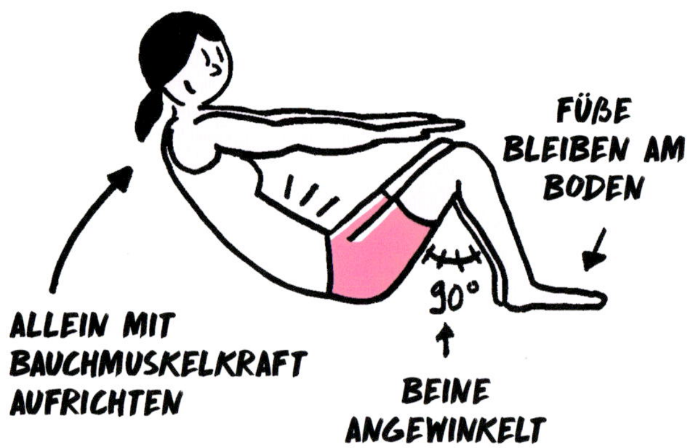

BAUCHMUSKELN

› Wenn deine Füße fest am Boden bleiben – perfekt!

› Wenn sich deine Füße nur wenig vom Boden lösen – schon nicht schlecht …

WO SEID IHR?

› Wenn du deine Knie zur Brust ziehen und erstmal ordentlich Schwung holen musst, um dich aufzurichten, gehörst du zu den vielen, vielen Frauen, die nicht genau wissen, wo ihre Bauchmuskeln überhaupt sind – und zwar einfach deswegen, weil sie sie im Alltag nicht ausreichend beanspruchen.

Pilates kräftigt die Körpermitte. Das ist sehr hilfreich, damit du Bewegungen kontrolliert ausführen kannst, ohne deinen Rücken zu belasten, und beim Workout deine Bauchmuskeln stärken kannst.

BEVOR ES LOSGEHT

WIE SIEHT'S MIT DEINER HALTUNGSNOTE AUS?

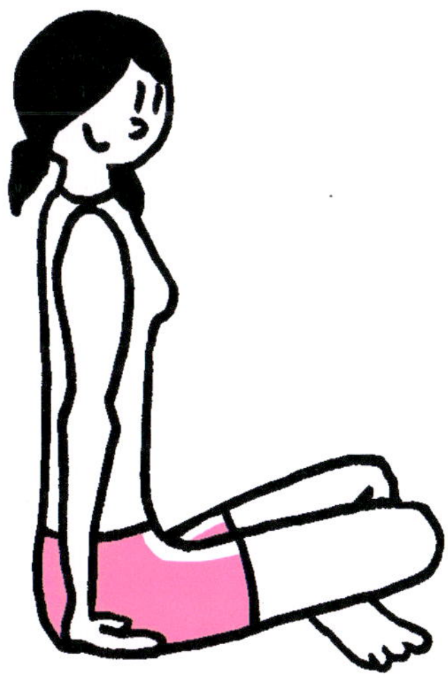

TEST

1. Führe den Test vor dem Spiegel durch, damit dein Rücken sicher gerade und der Kopf nach oben gestreckt ist.
2. Setz dich auf den Boden und lege die Fußsohlen aneinander oder geh in den Schneidersitz.
3. Streck den Rücken lang nach oben – ohne Hohlkreuz oder Buckel.
4. Halte den Kopf gerade und lass die Arme gerade rechts und links herunterhängen.

> **Wenn du diese einfache Übung nicht schaffst,** mangelt es dir an Beweglichkeit. Vor allem aber ist deine Rückenmuskulatur offenbar nicht die stärkste.

> **Wenn du diese Haltung zwar korrekt einnehmen kannst, sie dir aber schon nach wenigen Sekunden zu anstrengend wird,** sind deine Rückenmuskeln nicht genügend trainiert und nicht stark genug, um dein Körpergewicht zu halten.

Pilates verhilft dir zur richtigen Körperhaltung und lindert damit Rückenbeschwerden!

KANNST DU DEIN GLEICHGEWICHT GUT HALTEN?

TEST

1

Stell dich aufrecht hin, Füße zusammen und Beine durchgestreckt. Leg die Hände an die Hüften.

2

Stell dich auf die Zehenspitzen und hebe die Fersen so weit wie möglich.

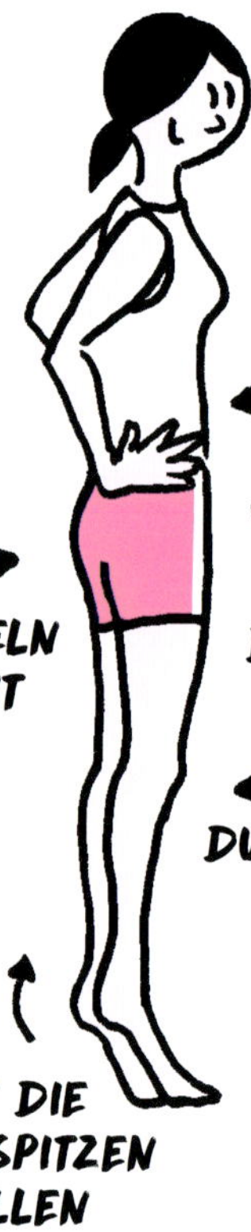
BAUCH FLACH
HÄNDE AN DEN HÜFTEN
GESÄẞMUSKELN ANGESPANNT
BEINE DURCHGESTRECKT
AUF DIE ZEHENSPITZEN STELLEN

IM GLEICHGEWICHT

› Wenn du diese Position fünf Sekunden oder länger durchhältst, kannst du das Gleichgewicht gut halten. Du spannst die Gesäßmuskeln an, hältst den Körper gerade, und deine Bauchmuskeln sind stramm.

ODER NICHT?

› Wenn du es nicht schaffst, mach dir keine Gedanken ... Wir fangen ja jetzt erst an!

Pilates hilft dir, deine Balance wiederzufinden!

EIN PAAR GUTE GRÜNDE FÜR PILATES …

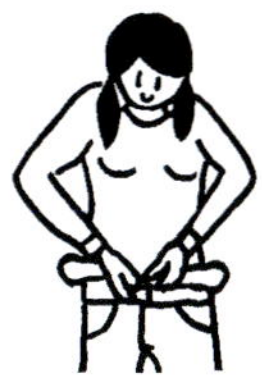

MEIN BAUCH WÖLBT SICH WIE EIN RETTUNGSRING ÜBER DEN HOSENBUND!

ICH STOPFE MICH MIT SÜẞKRAM VOLL, ABER DIE WAAGE FINDET DAS GAR NICHT SÜẞ.

ICH UND SPORT – DAS PASST EINFACH NICHT ZUSAMMEN.

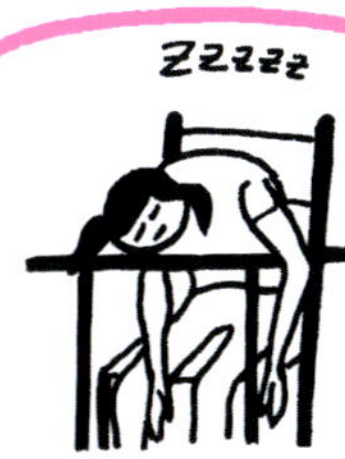

ICH BIN FIX UND FERTIG, WEIL ICH DEN GANZEN TAG SITZE.

MEIN PO IST GENAUSO WEICH WIE MEIN BAUCH.

ICH ZÄHLE JEDEN ABEND ZUM EINSCHLAFEN SCHÄFCHEN – LEIDER ERFOLGLOS.

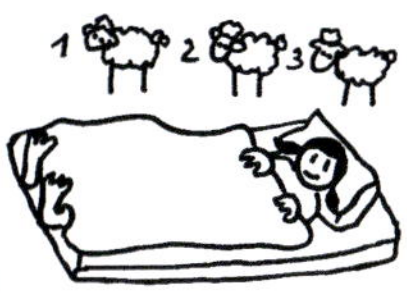

DIE ZELLULITIS IST MEINE BESTE FREUNDIN.

MEINE ARME SEHEN AUS WIE FLEDERMAUSFLÜGEL.

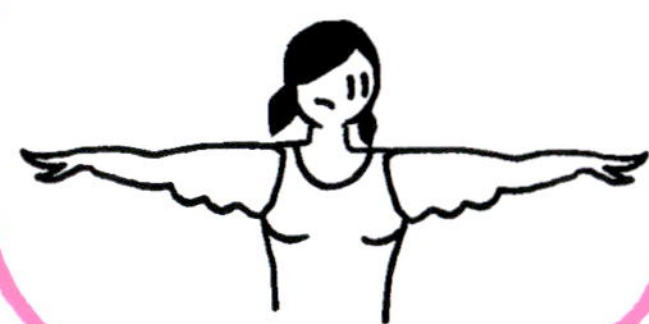

ICH FÜHLE MICH DEN GANZEN TAG SCHLAPP.

ICH HABE EINEN PO WIE BEYONCÉ – WENN SIE ZUVIELE BAGELS GEGESSEN HAT.

ZZZZ

WILLKOMMEN IN DER PILATES-WELT

DIE ATMUNG
spielt beim Pilates eine wichtige Rolle. Bei den Übungen und der richtigen Haltung orientierst du dich an der Atmung.

DER QUERE BAUCHMUSKEL
befindet sich im unteren Bauchbereich.

In der **NEUTRAL-STELLUNG**
befinden sich Becken und Wirbelsäule in ihrer natürlichen Position.

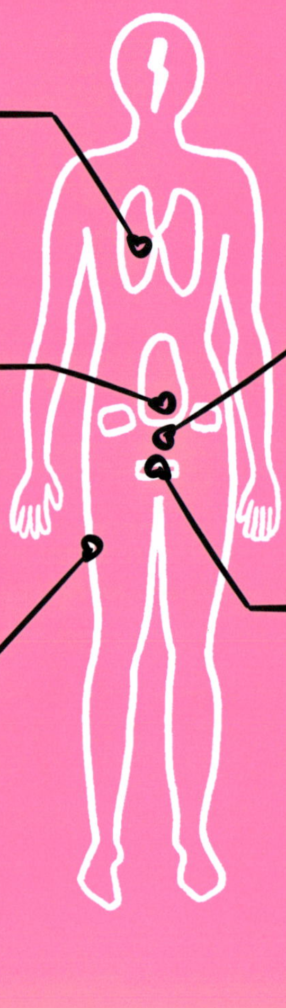

DAS POWERHOUSE
(Kraftzentrum) in der Körpermitte ist für eine stabile, korrekte Körperhaltung und harmonische Körperbewegungen zuständig. Denn jede Bewegung beginnt in der Körpermitte.

DER MYSTERIÖSE BECKENBODEN
spielt für die aufrechte Körperhaltung eine wichtige Rolle, deshalb ist es gut, wenn du ihn bewusst trainierst.

PILATES-VOKABULAR

DER QUERE BAUCHMUSKEL

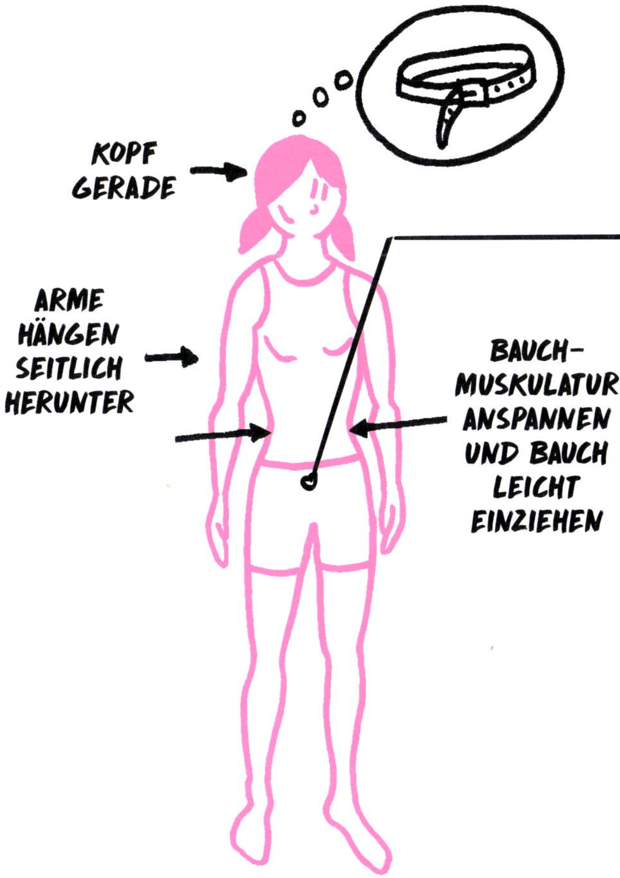

WIE SPÜRE ICH DEN QUEREN BAUCHMUSKEL?

Stell dir vor, du trägst um deine Taille einen breiten Gürtel mit zehn Löchern (dieser Gürtel soll deinen queren Bauchmuskel darstellen). Steck den Dorn in Gedanken in das vierte Loch, sodass du den Bauch leicht einziehen musst. Diese Anspannung solltest du während des Workouts, aber auch im Alltag beibehalten, damit du eine stabile Körperhaltung und eine straffe und kräftige Bauchmuskulatur aufbaust.

- Bauchmuskel, der sich im unteren Bauchbereich befindet.
- Verläuft wie ein Gürtel von links nach rechts quer über den Bauch.
- Garant für eine korrekte Körperhaltung und einen stabilen Stütz- und Bewegungsapparat.

DER BECKEN-BODEN

• Der Beckenboden ist eine (tief) innen liegende Muskelgruppe zwischen Schambein und Becken.
• Hält die inneren Organe an Ort und Stelle und steuert Öffnen und Schließen der Körperöffnungen in diesem Bereich.
• Unterstützt die richtige Körperhaltung und wirkt an verschiedenen Bewegungen mit. Der Beckenboden wird häufig mit einer straff gespannten Hängematte verglichen. Wenn er zu schwach ist, kann das unangenehme Folgen haben (Inkontinenz oder sogar Organsenkungen).

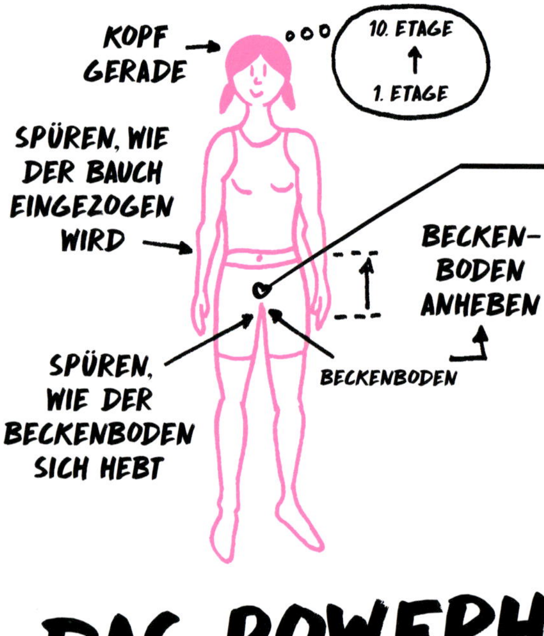

WIE SPÜRE ICH DEN BECKENBODEN?

Deinen Beckenboden kannst du dir wie einen Aufzug vorstellen, bei dem sich die erste Etage auf Höhe der Genitalien (nicht am Schließmuskel) und die zehnte Etage auf Bauchnabelhöhe befindet.

DAS POWERHOUSE

• Das Kraftzentrum (genannt Powerhouse) befindet sich in der Körpermitte zwischen mittlerem und unterem Bauchbereich.
• Gruppe von Muskeln, von denen der quere Bauchmuskel und der Beckenboden die wichtigsten sind.
• Ein starkes Powerhouse trägt es zu einer stabilen Körperhaltung und harmonischen Bewegungen bei und stützt das Körpergewicht. Die Körpermitte ist darüber hinaus auch ein energetisches Zentrum.
• Wenn das Kraftzentrum zu schwach ist, ist eine gute Körperhaltung nicht mehr möglich. Die Folgen sind Ausgleichsreflexe und Verspannungen, die zu heftigen Rückenschmerzen führen können.

EINATMEN UND AUSATMEN

• Bei jeder Übung wird zur Vorbereitung ein- und dann zur Ausführung ausgeatmet, und zwar immer tief und vollständig.
• Beim Einatmen strömt die Luft in die Lunge. Atme ganz langsam und tief durch die Nase ein. Eine entspannte und tiefe Atmung hilft dir, dich auf die Bewegung zu konzentrieren.
• Bei der Ausatmung wird die Lunge bewusst entleert. Parallel dazu wird die Bewegung ausgeführt. Auch ausatmen solltest du langsam und gedehnt, damit du die Übungen konzentriert und korrekt durchführen und dich entspannen kannst.

DIE BRUSTKORB-ATMUNG

• Bei dieser Technik wird der Atem in den hinteren, unteren Brustkorb gelenkt.
• Ziel ist, die Anspannung des Beckenbodens und des queren Bauchmuskels beizubehalten, um eine stabile und kraftvolle Körperhaltung zu erreichen.

WIE SPÜRE ICH DIE BRUSTKORBATMUNG?

Während des Atmens heben und senken sich nur die Daumen, während die Luft in deine Lungen ein- und wieder ausströmt. Wenn die anderen Finger sich bewegen, atmest du mit dem Bauch.

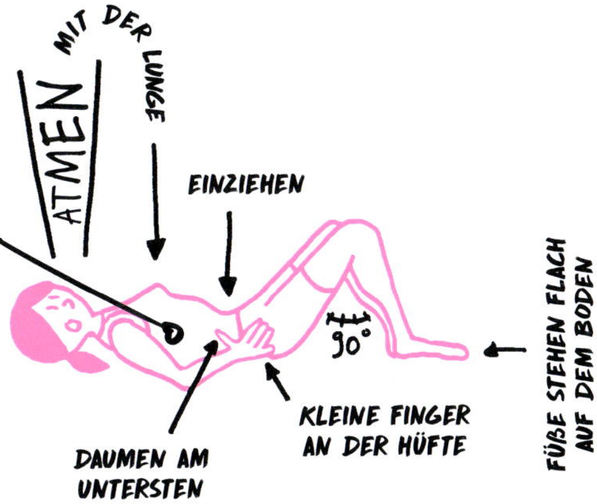

DIE NEUTRALSTELLUNG

- In der Neutralstellung befinden sich das Becken und die Wirbelsäule in ihrer natürlichen Position und der Körper somit in einer ausbalancierten Haltung.
- Diese Stellung ermöglicht einen spannungs- und schmerzfreien Stand.

IN VIER SCHRITTEN IN DIE NEUTRALSTELLUNG

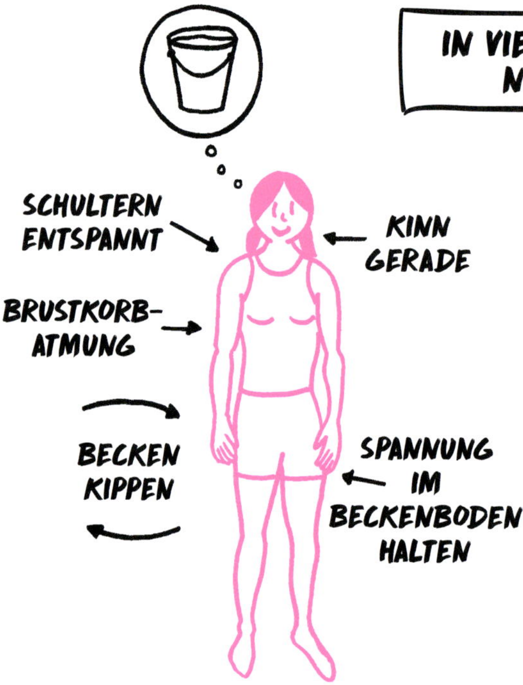

1

Stell dich vor einen Spiegel, damit du deine Haltung kontrollieren kannst. Dein Kopf sitzt gerade auf deinen Schultern; lass das Kinn nicht nach unten hängen. Um deine Schultern zu entspannen, hebe sie ein Mal an und lass sie fallen.

2

Kommen wir zum Becken. Stell dir vor, dein Becken wäre ein Wassereimer. Wenn du es nach vorn oder hinten kippst, schwappt das Wasser über. Nachdem du dein Becken mehrere Male nach vorn und hinten gekippt hast, halte es so, dass der Wasserpiegel im Eimer gerade bleibt. Jetzt befinden sich Becken und Wirbelsäule in der Neutralstellung.

3

Anschließend sind der quere Bauchmuskel und der Beckenboden an der Reihe. Die Wirbelsäule steht richtig. Damit du diese Haltung das ganze Workout hindurch und auch im Alltag beibehältst, spannst du den queren Bauchmuskel und den Beckenboden an, wie oben beschrieben.

4

Zum Schluss kommen wir zur Brustkorbatmung. Damit du die Anspannung des queren Bauchmuskels und des Beckenbodens halten kannst, musst du in den Brustkorb atmen.

LAUTER ERFOLGSREZEPTE!

DIE RICHTIGE KLEIDUNG

Beim Pilates kannst du dein Outfit nach Belieben wählen. Anders als beim Joggen oder beim Modern Dance wirst du beim Pilates nicht sehr ins Schwitzen kommen. Am besten trägst du mehrere Schichten übereinander (zum Beispiel einen Bolero über einem T-Shirt oder Body aus Baumwolle oder Lycra), damit du etwas an- oder ausziehen kannst, wenn dir kalt oder warm wird. Nicht ratsam ist zu weite Kleidung, die dir bei den Übungen in die Quere kommt oder deine Körperkonturen verdeckt. Du solltest deinen Körper immer gut sehen können, damit du Bewegungen und Haltung korrigieren kannst. Einengende, nicht dehnbare Kleidung ist ebenfalls nicht zu empfehlen.

Schuhe brauchst du für Pilates nicht, denn es gibt keine heftigen Stöße, die abgefedert werden müssten. Mit nackten Füßen hast du viel besseren Bodenkontakt. Aber nichts spricht gegen weiche und rutschfeste Socken oder Schläppchen, wenn du zu kalten Füßen neigst oder einfach lieber etwas an den Füßen hast.

ANGENEHME ATMOSPHÄRE

Zünde ein paar Kerzen an und wähle einen Duft, der dir zusagt.

DIE IDEALE ZEIT

Wenn du ein Morgenmensch bist: Nimm dir fünf bis zehn Minuten Zeit zum Wachwerden, wasch dir das Gesicht, trink ein großes Glas Wasser und schlüpf in deine Klamotten.

MUSIK NACH MAẞ

Wenn es die Konzentration nicht stört, spricht nichts gegen Musik beim Pilates. Gut gewählte Musik kann eine beruhigende Wirkung haben. Auf jeden Fall sollte sie zum langsamen und fließenden Rhythmus der Übungen passen. Und dreh den Lautstärkeregler nicht bis zum Anschlag auf, damit es Hintergrundmusik bleibt.

DIE PILATESMATTE

Die ideale Matte ist fest, aber bequem. Die meisten Übungen werden auf dem Rücken liegend oder im Sitzen gemacht. Manchmal stützt du dich nur auf das Steißbein. Im Gleichgewicht bleiben, abrollen, sich auf den Nacken stützen ... Ein über die Matte gebreitetes Handtuch ist eine zusätzliche Polsterung und schützt vor Infektionserregern, die es sich gerne mal auf Sportmatten gemütlich machen.

PILATES-REGELN

1 WÄHREND DES WORKOUTS SOLLTE NIEMAND INS ZIMMER KOMMEN. MACH ES WIE IM HOTEL, HÄNG EIN SCHILD AN DIE TÜR MIT DER AUFSCHRIFT „BITTE NICHT STÖREN".

2 ACHTE DARAUF, DASS ES RUND UM DEINEN ÜBUNGSRAUM NICHT ALLZU LAUT ZUGEHT.

3 MACH DEINE PILATES-WORKOUTS IMMER AM GLEICHEN ORT UND ÖFFNE, WENN DIE AUßENTEMPERATUR ES ZULÄSST, DIE FENSTER.

4 IN DEINEM ÜBUNGSRAUM SOLLTE ES EINEN SPIEGEL GEBEN. EIN BISSCHEN NARZISSMUS ZU DEINEM EIGENEN WOHL IST ERLAUBT!

YOGA VS PILATES

YOGA

- Beim Yoga bleibt man bis zu einer Minute in einer Position.
- Tantra-Yoga, Power-Yoga, Bikram-Yoga, Ashtanga-Yoga ... beim Yoga gibt es diverse Schulen mit unterschiedlichen Zielsetzungen.
- Yoga kann Rituale und einen besonderen Lebensstil einschließen, der spirituell geprägt sein kann.
- Beim Yoga atmet man in den Bauch.

PILATES

- Beim Pilates bleibt man fünf bis acht Atemzüge lang in der gleichen Position.
- Beim Pilates gibt es eine Trainingsmethode, ganz egal, wo du es praktizierst.
- Mentales Training absolvierst du beim Pilates nur in Form von Konzentrations- und Atemarbeit.
- Beim Pilates wird in den Brustkorb geatmet, damit die Bauchmuskulatur immer angespannt bleibt.
- Und: Beim Pilates gibt es keine Gurus!

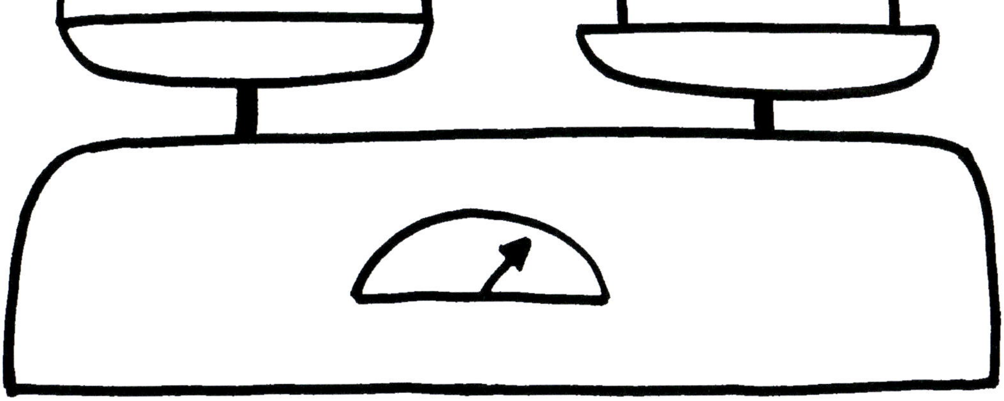

PILATES VS BEWEGUNGSGYMNASTIK

Pilates

Beim Pilates läuft alles sanft, behutsam und schmerzfrei ab.

Langsamkeit und Körperbeherrschung werden beim Pilates großgeschrieben. Eine besondere Atemtechnik gehört dazu, mit der jede Bewegung und auch die Entspannung leichter fällt.

Während des gesamten Workouts wird immer der ganze Körper trainiert.

Beim Pilates darf man alle Übungen machen. Die gute Körperhaltung kann sogar Verspannungen und Rückenschmerzen spontan lindern.

Pilates stärkt die Tiefenmuskulatur, hält den Körper kräftig und im Gleichgewicht und fördert so einen stabilen und schlanken Körper.

Positive Effekte machen sich bei Pilates schon nach ein paar Workouts bemerkbar.

Bewegungsgymnastik

Gymnastik tut ihre Wirkung, wenn man ordentlich schwitzt und es wehtut.

Zur Bewegungsgymnastik gehört Tempo. Nach dem Workout ist man erschöpft.

Verschiedene Muskeln werden nacheinander einzeln trainiert.

Bei der Gymnastik muss man, wenn man Rückenschmerzen etc. hat, auf bestimmte Übungen verzichten.

Gymnastik zielt darauf ab, die sichtbaren Muskeln zu trainieren, um die Figur zu formen.

Die Effekte von Gymnastik machen sich erst nach mehreren Monaten bemerkbar.

MERKZETTEL

TIPPS ZUM EINSTIEG

HÖR AUF, VOR DEM FERNSEHER ZU VERSAUERN
Gesteh dir ein, dass du deinem Körper und deinem Kopf endlich mal etwas Gutes tun musst.

NIMM DIR EIN BEISPIEL AN DEN STARS
Denk dran: Sharon Stone und Madonna halten ihre Traumfigur mit Pilates. Warum nicht auch du?

BLEIB IM KOPF AM BALL
Mach dir klar, dass du nach etwa zehn Workouts Resultate sehen wirst. Das mag dir lang vorkommen, ist aber auch nicht die Welt!

SUCH KEINE AUSREDEN
Auch wenn du fieberhaft nach einer suchst: Es gibt keine Ausreden. Keine Gegenanzeige, die dich hindern würde, Pilates zu machen.

DAS ERFOLGSDUO: DIÄT UND SPORT
Auch die beste Diät der Welt kann körperliche Betätigung nicht ersetzen. Obendrein verschafft sportliche Bewegung dir einen kräftigen und wohlgeformten Körper.

KONTINUITÄT
Mach dieses Buch zu deinem ständigen Begleiter, damit deine Motivation nicht nachlässt.

FANG GLEICH HEUTE AN
Verliere keine Zeit: Je schneller du dir dein Programm zusammenstellst, umso schneller macht sich der Erfolg bemerkbar – ist doch logisch!

MACH WAS AUS DEINER ZEIT
Bau jede Woche mehrere Workouts in deinen Zeitplan ein, denn die haben einen festen Platz auf deiner Prioritätenliste verdient.

SCHWINDELN ERLAUBT!
Schwindele für den guten Zweck: Erzähl den Menschen in deinem Umfeld, dass du mit Pilates angefangen hast und jeden Tag Fortschritte machst. So hältst du dich selbst dazu an, dich ins Zeug zu legen, damit du nicht ein paar Wochen später dumm dastehst.

FANG EIN NEUES LEBEN AN
Weißt du noch, wann du das letzte Mal schwach geworden bist und tonnenweise Gummibärchen gemampft hast? Pilates macht Schluss mit dem Stress, den man mit unkontrolliertem Futtern kompensiert, Gewissensbisse inklusive.

UND WAS MOTIVIERT DICH?

AUF GEHT'S!

BEVOR DU EIN PILATES-WORKOUT BEGINNST, solltest du dich immer warmmachen.

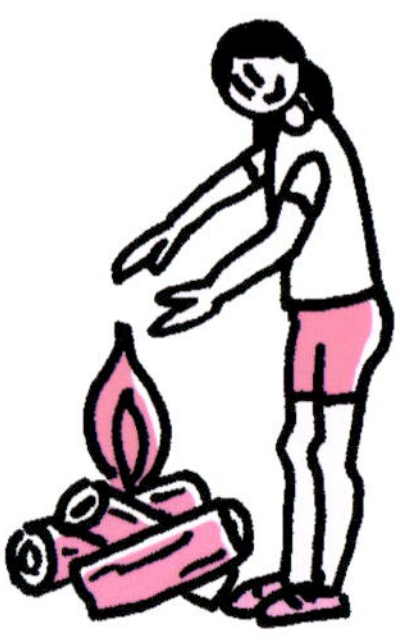

2

PILATES „PROFILGERECHT".
Du kannst die Übungen so anpassen, dass sie deinen Bedürfnissen möglichst genau entsprechen.

DIE MOBILISIERENDEN ÜBUNGEN
machen dich fit für den Start ins Workout.

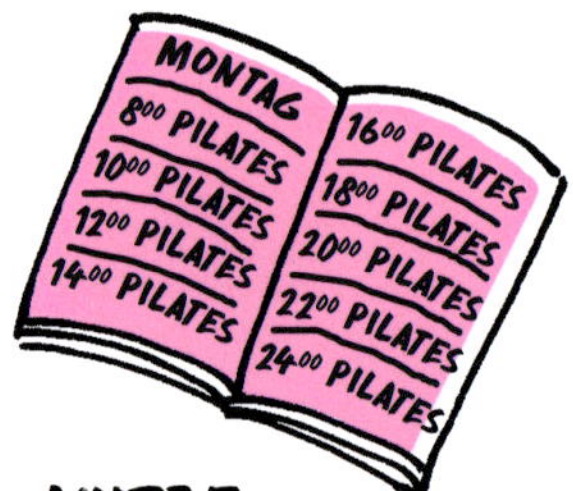
MONTAG
8^{00} PILATES
10^{00} PILATES
12^{00} PILATES
14^{00} PILATES
16^{00} PILATES
18^{00} PILATES
20^{00} PILATES
22^{00} PILATES
24^{00} PILATES

NUTZE TIPPS UND TRICKS
und gestalte deine Trainingsplanung so, dass du motiviert bleibst!

4

IM ALLTAG
Pilates kannst du an vielen Orten machen: im Auto, im Bus und sogar in der Badewanne!

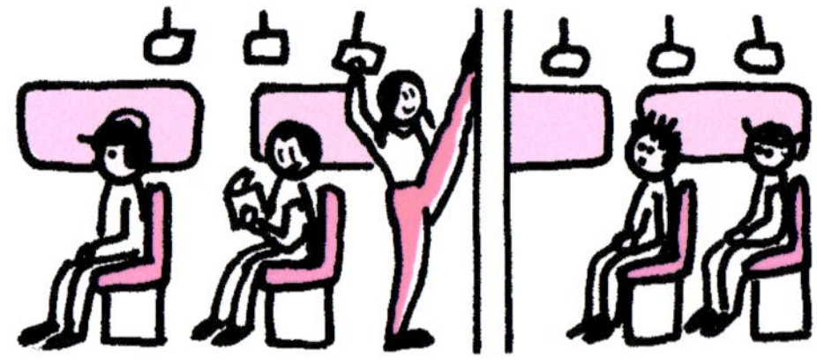

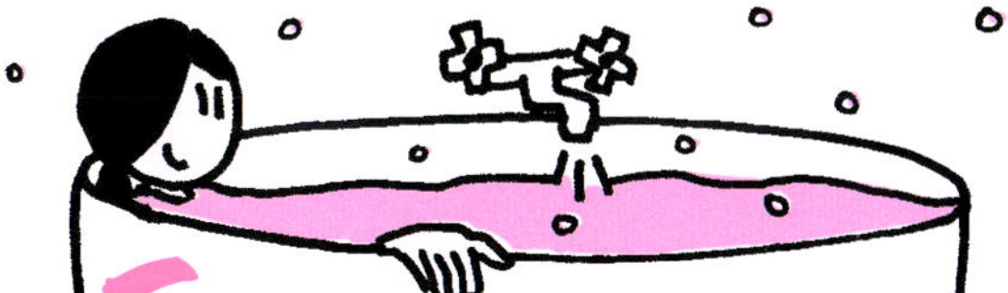

5 Die Badewanne ist deine Verbündete! Je nach Wassertemperatur hilft dir ein Bad, Muskelkater zu lindern oder deinen Körper zu beleben.

DIE KOPFMASSAGE ist eine gute Möglichkeit, dich nach einem Workout zu entspannen.

7 Such dir für deine Workouts immer einen ruhigen Ort, an dem du nicht gestört wirst.

8

Pilates kann dir helfen, **schonend und in Ruhe** abzunehmen.

WASSER gehört bei jedem Workout dazu. Vermeide es, zu dehydrieren.

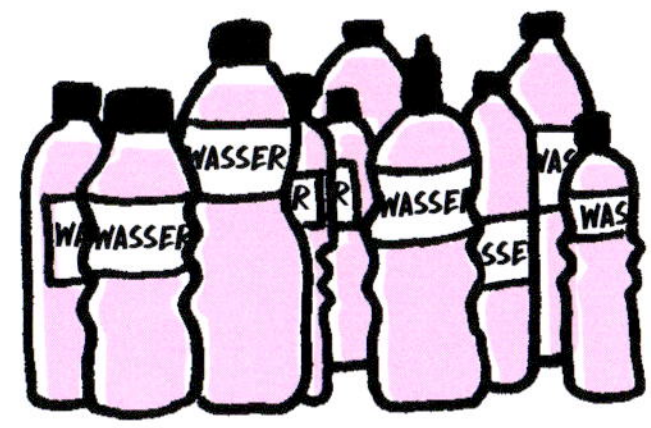

9 Wenn du die Bewegungen aus dem Effeff beherrschst, kannst du dazu übergehen, mit **SPORTGERÄTEN** zu arbeiten.

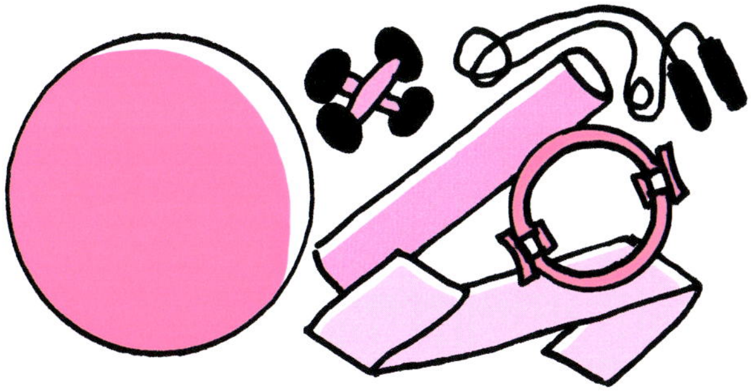

11

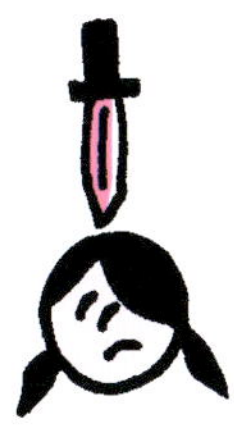

ACHTE GUT AUF DICH SELBST. Pilates ist nicht als Selbstkasteiung gedacht, sondern sollte stets eine freudvolle Angelegenheit sein.

EXPRESS-AUFWÄRMÜBUNG

Die Bewegungen beim Pilates sind zwar sanft und fließend, trotzdem musst du deinen Körper gründlich warmmachen, bevor du mit dem Workout startest, damit auch jede (kleinste) Verletzung vermieden wird. Ein paar Minuten Aufwärmen sind angesagt.

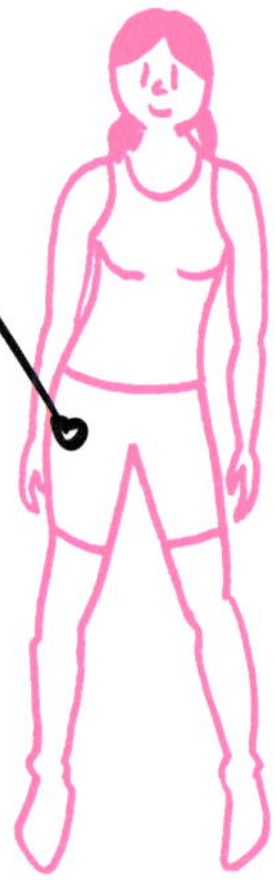

FÜR DIE UNTERE KÖRPERHÄLFTE

1. Trabe eine Minute auf der Stelle.
2. Dreh anschließend die Hüften abwechselnd nach links und rechts.

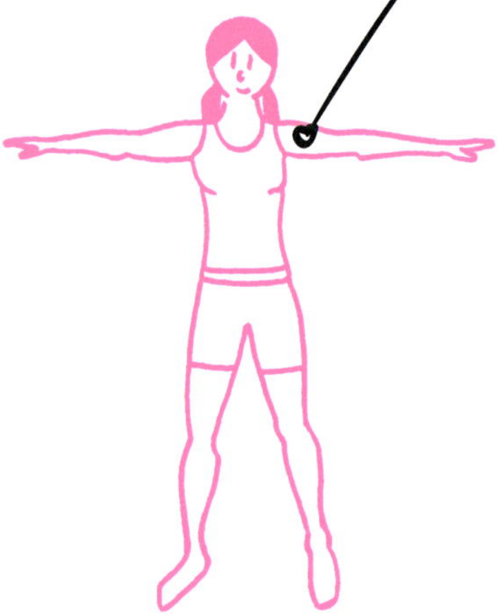

FÜR DEN OBERKÖRPER

1. Stell dich aufrecht mit hüftbreit geöffneten Füßen hin. Die Arme über den Kopf strecken und die Hände verschränken.
2. Streck die Arme so weit wie möglich nach hinten und halte dabei die Körperspannung.
3. Streck dann die Arme zur Seite und mach große Kreisbewegungen nach vorne und hinten.

FÜR EINEN GUTEN START IN DEN TAG

ADDUKTOREN-ÜBUNG

Die mobilisierenden Übungen bestehen vor allem aus Beuge- und Streckbewegungen. Mach dieses Programm jeden Morgen und vor Pilates-Übungen als Vorbereitung.

Die Übung ist eine gute Vorbereitung für Übungen in Rückenlage.

TRAINIERTE KÖRPERPARTIEN: Innenseiten der Oberschenkel, auch Gesäß

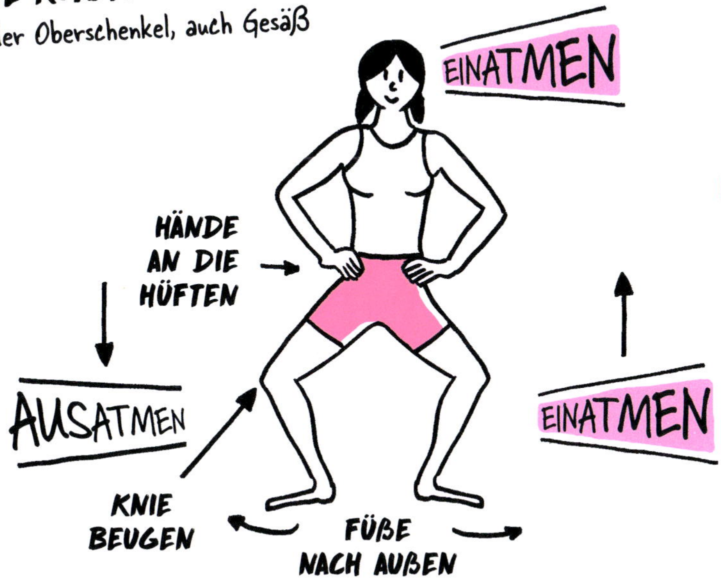

1. Stell dich aufrecht mit mehr als hüftbreit geöffneten Füßen hin. Die Füße zeigen nach außen, der Rücken befindet sich in der Neutralstellung, die Hände liegen an den Hüften.

2. Atme ein. Beuge beim Ausatmen die Knie, bis du in der Hocke bist. Atme ein und richte dich dabei wieder auf. Wiederhole die Übung über 10 Atemzyklen.

TIPP VON DER TRAINERIN

Achte beim Absenken in die Hocke darauf, dass dein Rücken gerade bleibt.

FÜR BESONDERS MOTIVIERTE

Ein anderer Atemablauf erhöht den Schwierigkeitsgrad: Sobald du mit einem Ausatmen in der Hocke angelangt bist, verharre beim nächsten Einatmen in der Hocke und richte dich erst mit dem nächsten Ausatmen wieder auf.

ELLENBOGEN ZUM KNIE

Die Übung regt die Herztätigkeit und Atmung an und hilft dir, in die Gänge zu kommen.

TRAINIERTE KÖRPERPARTIEN: Bauchmuskulatur, auch Oberschenkel und Gesäß

1

Du stehst aufrecht in der Neutralstellung. Die Arme hängen neben dem Körper herab.

2

Führe mit dem Ausatmen einen Ellenbogen zum gegenseitigen Knie, das du gleichzeitig anhebst. Kehr in die Ausgangsposition zurück, atme ein und wiederhole die Bewegung auf der anderen Seite.

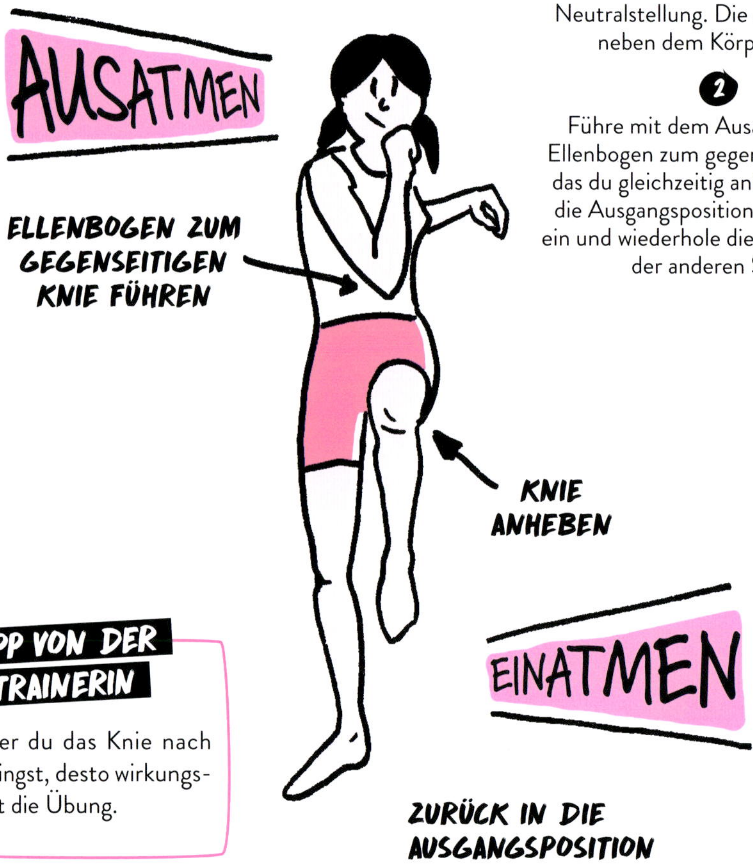

TIPP VON DER TRAINERIN

Je weiter du das Knie nach oben bringst, desto wirkungsvoller ist die Übung.

FÜR EINEN GUTEN START IN DEN TAG

ARMKREISEN

Eine super Übung für die richtige Körperhaltung.

TRAINIERTE KÖRPERPARTIEN: Arme und Schultern, auch Rücken

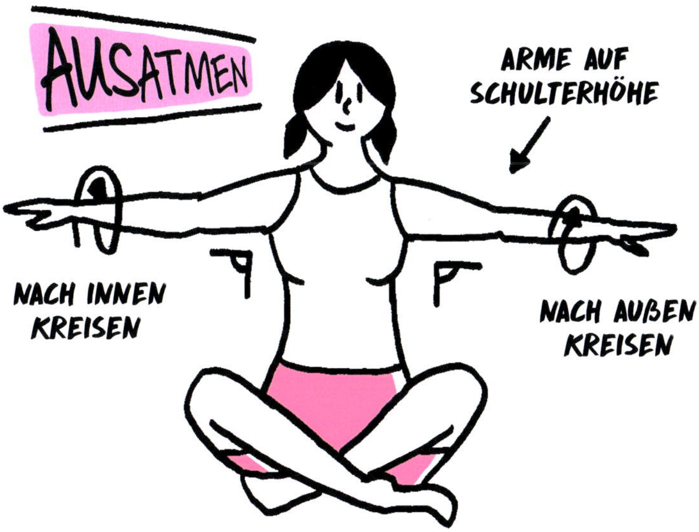

1. Du sitzt im Schneidersitz und streckst die Arme auf Schulterhöhe waagerecht zur Seite aus.
2. Führe beim Ausatmen kleine Kreisbewegungen erst nach innen und beim nächsten Ausatmen nach außen aus.

TIPP VON DER TRAINERIN

Es ist wichtig, dass deine Arme auf Schulterhöhe bleiben. Beim Kreisen dürfen sich nur die Schultern bewegen. Wenn du deinen Beckenboden und den queren Bauchmuskel anspannst, ist es leichter.

FÜR BESONDERS MOTIVIERTE

Erhöhe den Schwierigkeitsgrad, indem du die Übung mit leichten Hanteln durchführst.

STRECKEN AUS DEM FERSENSITZ

Bei dieser Übung wird der gesamte Rückenbereich gedehnt.

TRAINIERTE KÖRPERPARTIEN: Oberschenkel und Rücken, auch Schultern und Arme

Wenn du ein Abendmensch bist, mach dein Workout vor dem Abendessen und wähle Übungen, die dich entspannen. Der Tag hat dir sein Quantum an Stress und Erschöpfung verpasst. Diese Übungen helfen dir, dich davon zu erholen und einen entspannteren Abend und eine gute Nacht zu verbringen. Da diese Übungen eher statisch sind, verlangen sie einfach nur Konzentration und eine gute Atemkontrolle.

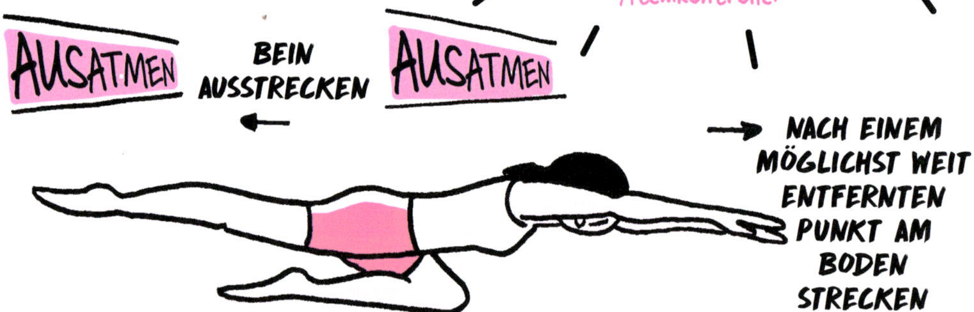
AUSATMEN
BEIN AUSSTRECKEN
AUSATMEN
NACH EINEM MÖGLICHST WEIT ENTFERNTEN PUNKT AM BODEN STRECKEN

7 ATEMZYKLEN

1. Setz dich auf deine Fersen (Fersensitz). Der Rücken befindet sich in der Neutralstellung.
2. Strecke mit dem Ausatmen ein Bein nach hinten und versuch dann, während du weiter ausatmest, mit den Armen einen möglichst weit entfernten Punkt am Boden zu erreichen.
3. Bleib über 7 Atemzyklen in dieser Haltung und wechsle anschließend die Seite.

TIPP VON DER TRAINERIN

Du solltest die Übung 2- bis 3-mal auf jeder Seite wiederholen. Eine Übung, die man jeden Tag machen kann.

FÜR ABENDMENSCHEN

FLUG DES KONDORS

Bei dieser entspannenden Übung streckt sich der ganze Körper. Oft muss man dabei gähnen – ein gutes Omen für einen baldigen gesunden Schlaf!

TRAINIERTE KÖRPERPARTIEN: ganzer Körper

3-4 x WIEDERHOLEN

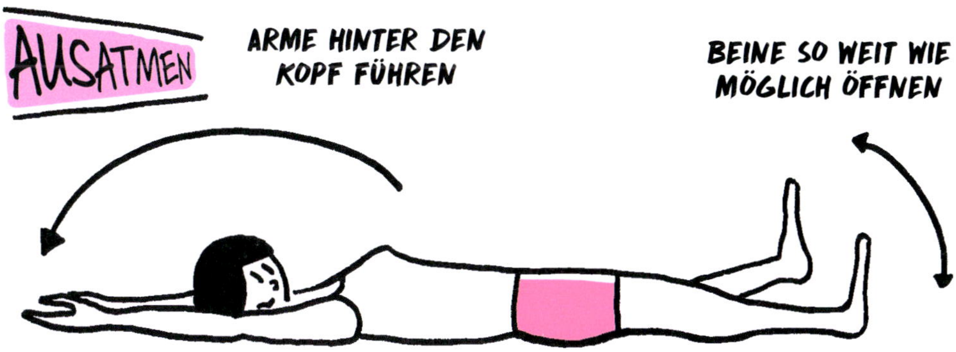
AUSATMEN
ARME HINTER DEN KOPF FÜHREN
BEINE SO WEIT WIE MÖGLICH ÖFFNEN

POSITION 3 ATEMZÜGE LANG HALTEN

1. Du liegst ausgestreckt mit geschlossenen Beinen auf dem Rücken, die Arme liegen am Körper an.

2. Führe mit dem Ausatmen die Arme hinter den Kopf und grätsche die Beine weit auseinander, wie ein großer Vogel, der seine Flügel ausbreitet.

3. Verharre 3 Atemzüge lang in dieser Position und wiederhole die Übung 3- bis 4-mal.

FÜR ABENDMENSCHEN

BEINE GEGEN DIE WAND

Diese Übung fördert den venösen Rückstrom, den Rückfluss des Blutes zum Herzen. Sie ist besonders angeraten, wenn du an Krampfadern oder Durchblutungsstörungen leidest oder lange gestanden hast.

TRAINIERTE KÖRPERPARTIEN: Beine

AUSATMEN UND BEINE LANGSAM GRÄTSCHEN

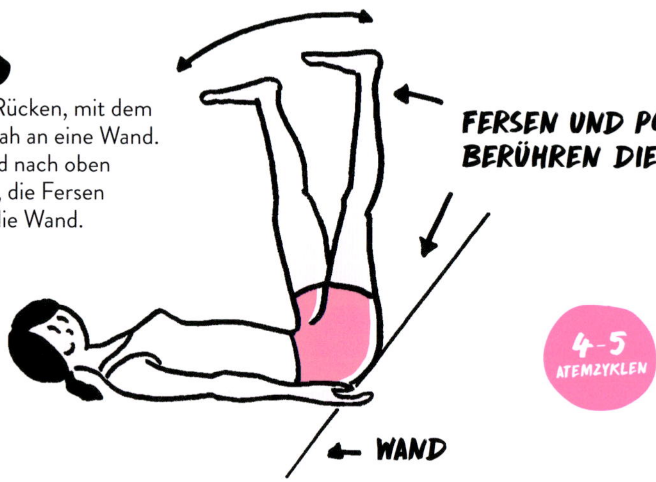

1. Leg dich auf den Rücken, mit dem Gesäß möglichst nah an eine Wand. Die Beine sind nach oben ausgestreckt, die Fersen berühren die Wand.

2. Grätsche mit dem Ausatmen langsam die Beine und achte darauf, dass die Fersen immer in Kontakt mit der Wand bleiben.

3. Verharre 4 bis 5 Atemzyklen in dieser Position.

TIPP VON DER TRAINERIN

Hebe und senke die Beine nicht ruckartig, damit du dich nicht verletzt. Die Bänder sind bei dieser Übung maximal gespannt.

FÜR FRAUEN MIT 25-STUNDEN-TAG

OBERKÖRPER DREHEN

Die Übung verbessert die Körperhaltung. Das bedeutet, du tust damit auch etwas für deine Figur.

TRAINIERTE KÖRPERPARTIEN: Rücken, Bauchmuskeln und Oberschenkel

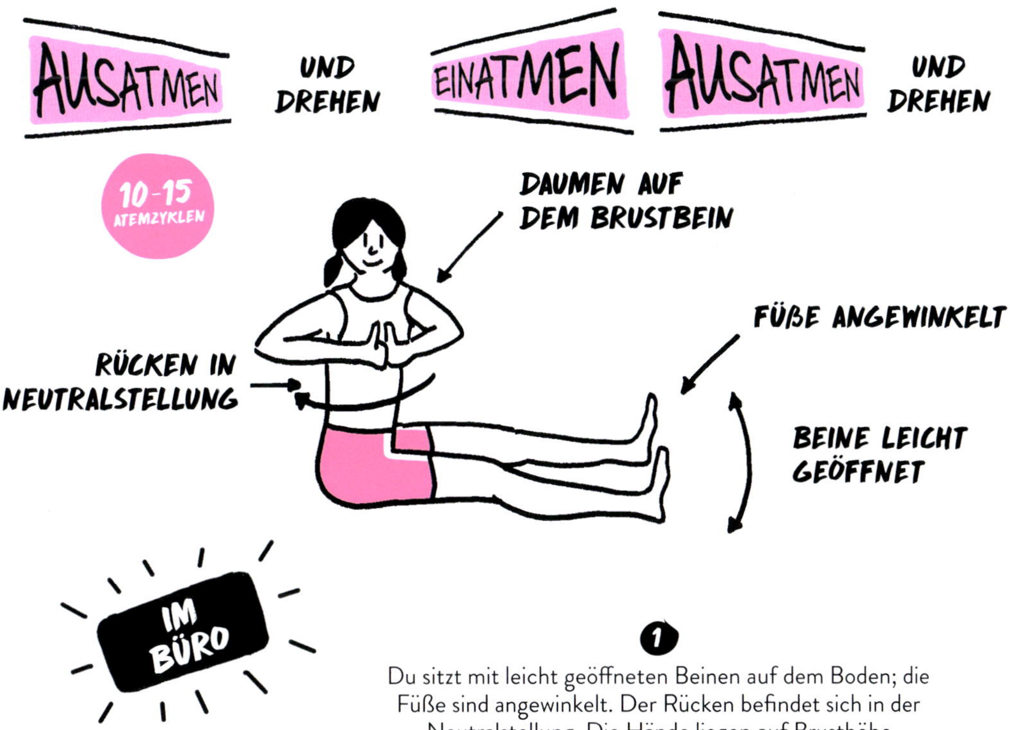

1

Du sitzt mit leicht geöffneten Beinen auf dem Boden; die Füße sind angewinkelt. Der Rücken befindet sich in der Neutralstellung. Die Hände liegen auf Brusthöhe aneinander; die Daumen liegen auf dem Brustbein.

2

Dreh den Oberkörper mit dem Ausatmen zu einer Seite. Atme in dieser Position ein und dreh dich anschließend mit dem Ausatmen zur anderen Seite.

10 TRICKS GEGEN DAS WORKOUT-SCHWÄNZEN

SCHAFF DIR RITUALE
Zieh dir gleich morgens dein Pilates-Outfit an, damit du dein Workout auf keinen Fall auslässt.

HALT DIR DEN RÜCKEN FREI
Sorg dafür, dass während deines Workouts jemand anders für die Kinder da ist.

SCHALT DEIN HANDY AUS
und den Anrufbeantworter am Festnetztelefon an. Julia kann warten.

KLUGE PLANUNG IST GEFRAGT
Leg das Workout nicht auf den vollsten Tag der Woche in deinem Terminkalender.

NUTZE DAS WOCHENENDE
Es bietet dir Gelegenheit nachzuholen, was du die Woche über ein wenig hast schleifen lassen.

STEH EINE VIERTELSTUNDE FRÜHER AUF
Du wirst sehen, wie schnell dir das zur Gewohnheit wird.

HÖR NICHT AUF DIE ANDEREN
Vor allem nicht auf abfällige Bemerkungen nach dem Motto „Das bringt ja eh nichts".

DUSCHEN STATT BADEN
Nach einem 15-minütigen Pilates-Workout solltest du lieber 5 Minuten duschen, statt ein 30-Minuten-Vollbad nehmen.

VERNETZE DICH
Lerne Leuten kennen, die auch Pilates machen. So wirst du es noch stärker in deinem Leben verankern.

DENK DIR BELOHNUNGEN AUS
Sag dir, dass du bald wieder in das kleine Schwarze passen wirst, das nicht ohne Grund seit Jahren den Schrank nicht mehr verlassen hat.

FÜR FRAUEN MIT 25-STUNDEN-TAG

SITZ-WORKOUT IM AUTO

Die Übung verbessert die Körperhaltung und hilft bei Rückenschmerzen.
TRAINIERTE KÖRPERPARTIEN: Bauchmuskulatur
Ausgangsstellung: Sitzend, mit den Händen am Lenkrad, der Hals ist gestreckt

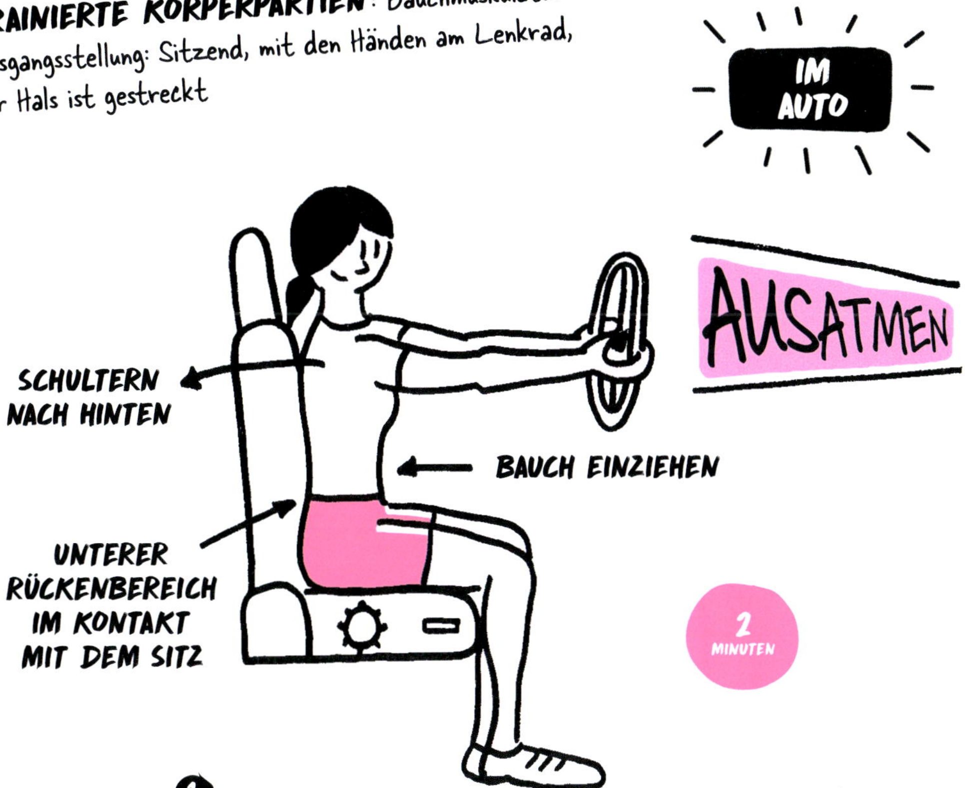

1

Zieh mit dem Ausatmen den Bauch ein und drück die Schultern leicht nach hinten, sodass der ganze Rücken – auch der untere Bereich – an der Rückenlehne anliegt.

2

Führe diese Übung ungefähr 2 Minuten durch, ohne dich auf die Atmung zu konzentrieren (du solltest lieber die Verkehrssituation im Blick behalten!). Achte aber darauf, dass der untere Rücken sich nicht von der Rückenlehne löst.

TIPP VON DER TRAINERIN

Wenn du diese Haltung eine Woche lang täglich immer wieder mal einnimmst, garantiere ich dir, dass deine Bauchmuskulatur stärker und deine verbesserte Körperhaltung deutlich sichtbar wird.

DIE WIPPE

AN DER BUSHALTESTELLE

Eine Übung für den Gleichgewichtssinn.
TRAINIERTE KÖRPERPARTIEN: Oberschenkel und Gesäß

AUSATMEN UND AUF DIE ZEHENSPITZEN STELLEN

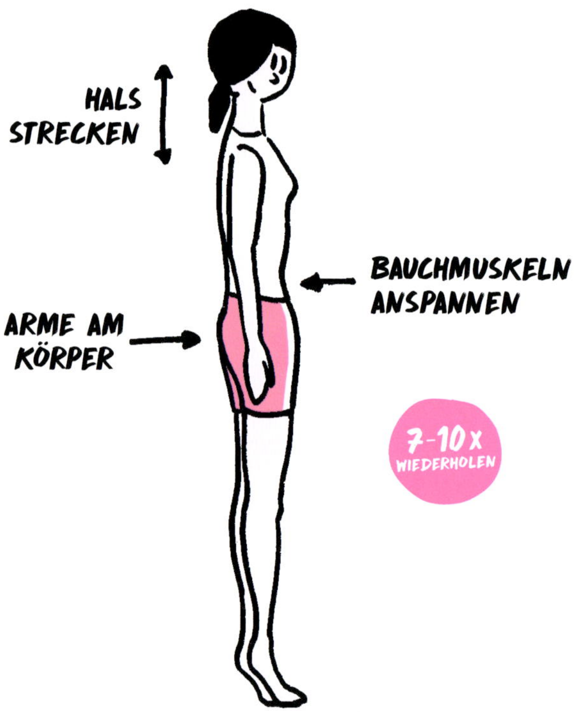

EINATMEN UND **AUSATMEN** BEI DER ABWÄRTSBEWEGUNG

7-10 x WIEDERHOLEN

1
Du stehst aufrecht in der Neutralstellung, die Arme hängen am Körper herab. Der Hals ist gestreckt und die Bauchmuskulatur angespannt.

2
Stell dich mit dem Ausatmen auf die Zehenspitzen und spann den Körper (und vor allem die Bauchmuskeln) dabei an. Atme ein und wieder aus, während du langsam wieder auf die Fußsohlen sinkst.

3
Wiederhole die Übung 7- bis 10-mal.

TIPP VON DER TRAINERIN

Die Übung stärkt die Bauchmuskulatur. Achte darauf, dass du die Schultern nicht hochziehst.

KOPFSPRUNG IM SITZEN

Mit dieser Übung stärkst und festigst du den Trizeps an der Rückseite der Oberarme – bei vielen Frauen eine Schwachstelle.

TRAINIERTE KÖRPERPARTIEN: Schultern und Arme

IN DER BADEWANNE

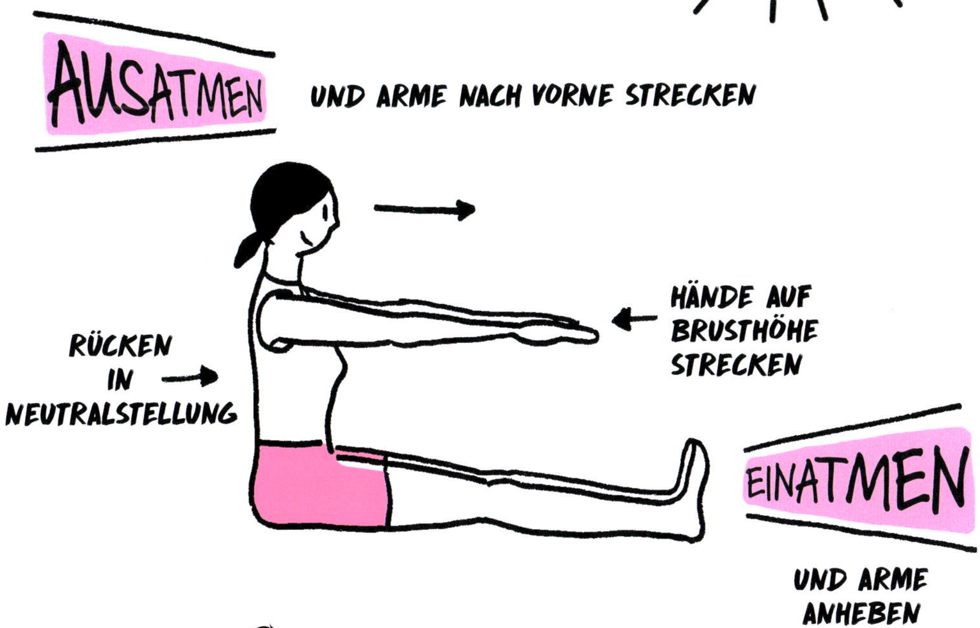

AUSATMEN
UND ARME NACH VORNE STRECKEN
RÜCKEN IN NEUTRALSTELLUNG
HÄNDE AUF BRUSTHÖHE STRECKEN
EINATMEN
UND ARME ANHEBEN

1

Sitz aufrecht oder schiebe den Oberkörper etwas nach hinten, der Rücken ist in Neutralstellung, der Hals gestreckt. Bilde auf Brusthöhe mit den Armen ein Dreieck.

2

Strecke mit dem Ausatmen die Arme nach vorne oben, als würdest du zu einem Kopfsprung ansetzen. Atme ein und bring mit dem Ausatmen die Arme wieder in die Ausgangsstellung zurück.

7 x WIEDERHOLEN

LIEGESTÜTZ

Die Übung regt die Durchblutung an und stärkt die Oberarme.
TRAINIERTE KÖRPERPARTIEN: Schultern und Arme

NACH DEM AUFWACHEN

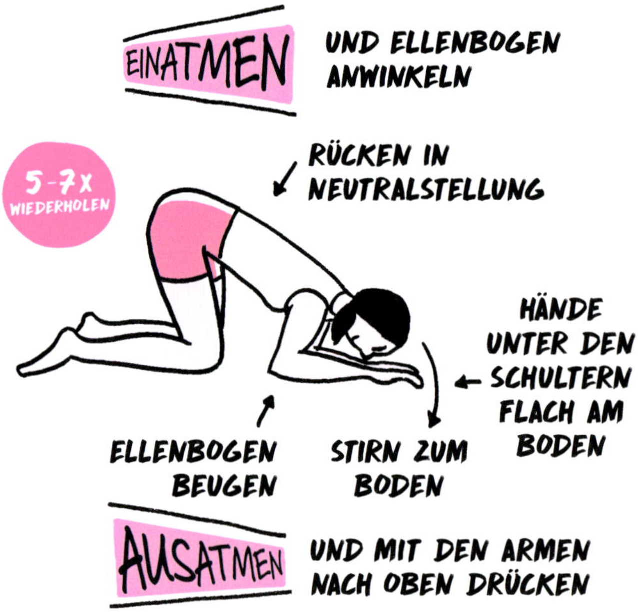
EINATMEN UND ELLENBOGEN ANWINKELN
5-7 x WIEDERHOLEN
RÜCKEN IN NEUTRALSTELLUNG
HÄNDE UNTER DEN SCHULTERN FLACH AM BODEN
ELLENBOGEN BEUGEN
STIRN ZUM BODEN
AUSATMEN UND MIT DEN ARMEN NACH OBEN DRÜCKEN

LEVEL 1

1. Geh in den Vierfüßlerstand, die Hände liegen unter den Schultern flach am Boden. Der Rücken befindet sich in der Neutralstellung.

2. Mit dem Einatmen beugst du die Ellenbogen so, dass sich die Stirn zum Boden bewegt. Mit dem Ausatmen drückst du dich wieder nach oben ab.

LEVEL 2

1. Geh in den Vierfüßlerstand, die Knie sind etwas weiter hinten aufgesetzt. Die Hände liegen unter den Schultern flach am Boden. Der Rücken befindet sich in der Neutralstellung.

2. Mit dem Einatmen beugst du die Ellenbogen so, dass sich die Stirn zum Boden bewegt. Mit dem Ausatmen drückst du dich wieder nach oben ab.

TIPP VON DER TRAINERIN

Führe diese Übung langsam aus. Es kommt nicht auf die Zahl der Wiederholungen an, sondern auf die sorgfältige Ausführung. Wenn du Schmerzen in Armen oder Rücken spürst, brich die Übung ab – deine Bauchmuskulatur ist noch nicht kräftig genug.

FÜR MÜDIGKEITSGEPLAGTE

BEINKREISEN

Die Kreisbewegung fördert die Hüftbeweglichkeit und tut bei Arthrose sehr gut. Außerdem bringt sie Elan für den ganzen Tag!

TRAINIERTE KÖRPERPARTIEN: Bauch, auch Oberschenkel und Hüften

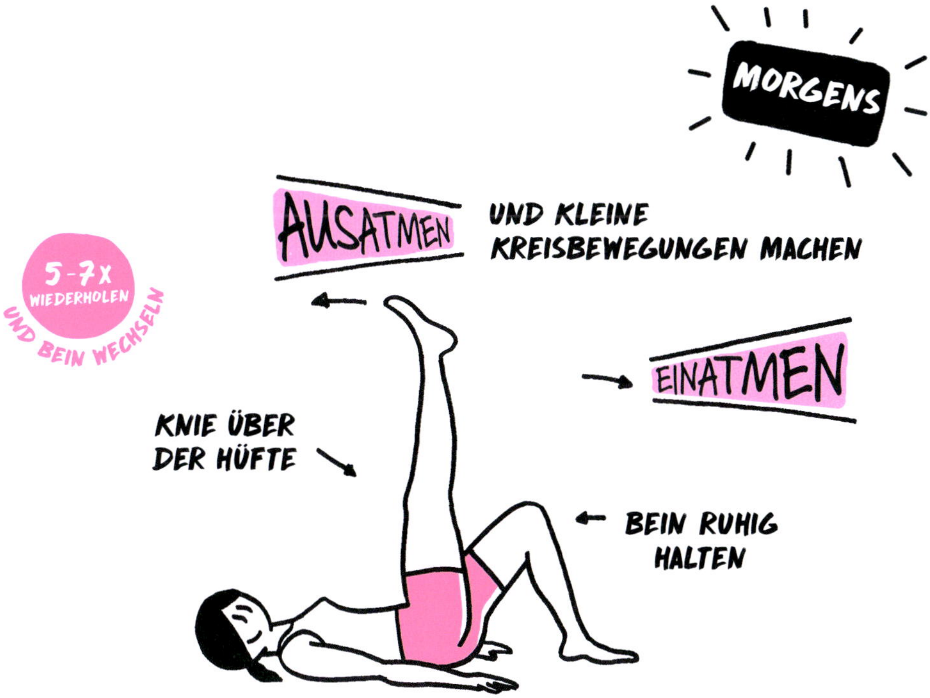
MORGENS
5–7 x WIEDERHOLEN
UND BEIN WECHSELN
AUSATMEN
UND KLEINE KREISBEWEGUNGEN MACHEN
EINATMEN
KNIE ÜBER DER HÜFTE
BEIN RUHIG HALTEN

1. Du liegst auf dem Rücken in Neutralstellung. Ein Bein ist angewinkelt, der Fuß steht auf dem Boden. Das andere Bein ist nach oben gestreckt. Das Knie befindet sich über der Hüfte.

2. Mach mit dem gestreckten Bein kleine Kreisbewegungen. Dabei atmest du aus, wenn du das Bein von der Mitte wegführst, und ein, wenn sich das Bein wieder in die Mitte bewegt. Dann die Richtung wechseln.

TIPP VON DER TRAINERIN

FÜR BESONDERS MOTIVIERTE

Lass die Kreisbewegungen immer weiter werden, ohne das Becken zu bewegen. Leg anfangs zur Kontrolle die Hände auf die Hüften.

ROLLING LIKE A BALL

Die Übung fördert zum einen die Verdauung und verhilft zu einer besseren Körperhaltung.
TRAINIERTE KÖRPERPARTIEN: Bauchmuskulatur und darüber hinaus der Hüftbereich

1

Du sitzt mit angezogenen Knien auf dem Boden, die Fußsohlen stehen auf dem Boden. Die Hände greifen um die Oberschenkel.

2

Mit dem Ausatmen lässt du dich langsam auf den Rücken rollen. Achte darauf, dass du deine Rückenmuskulatur nicht überdehnst. Mit dem Einatmen kehrst du wieder in die Ausgangsposition zurück.

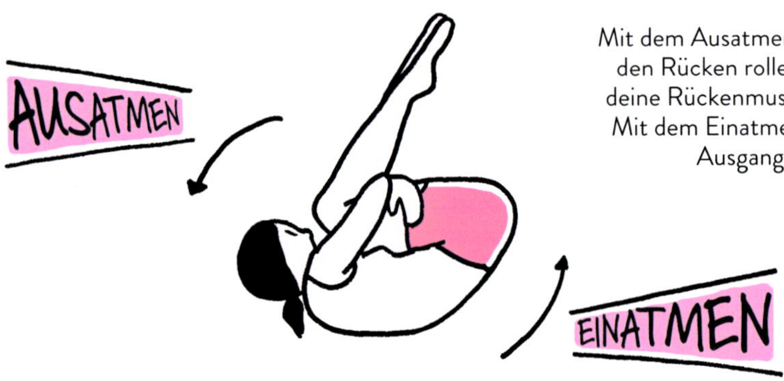

VOR DEM FRÜHSTÜCK

ROLL-UP

1

Du sitzt in Neutralstellung mit angezogenen Knien. Die Fußsohlen stehen auf dem Boden.

2

Streck die Arme nach vorne aus, heb die Füße an und lass dich langsam nach hinten rollen. Mit dem nächsten Ausatmen kehrst du in die Ausgangsposition zurück.

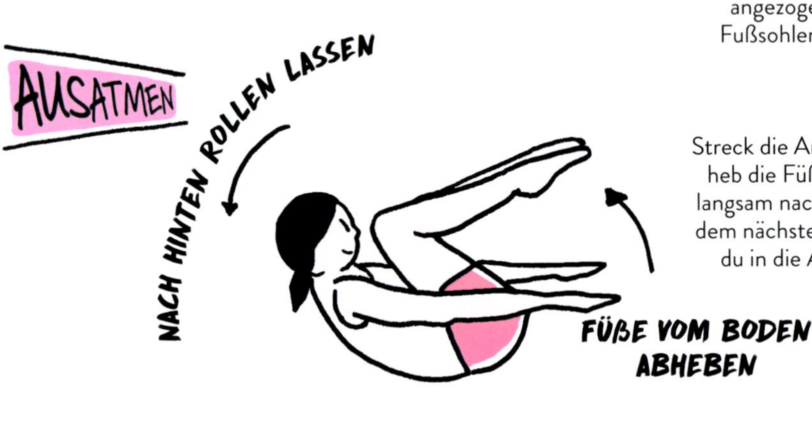

DIE TÄNZERIN

Die Übung macht die Wirbelsäule geschmeidig und sorgt für eine entspannte Haltung – zum Beispiel vor dem Ausgehen am Abend!

TRAINIERTE KÖRPERPARTIEN: Rücken, darüber hinaus Taille und Arme.

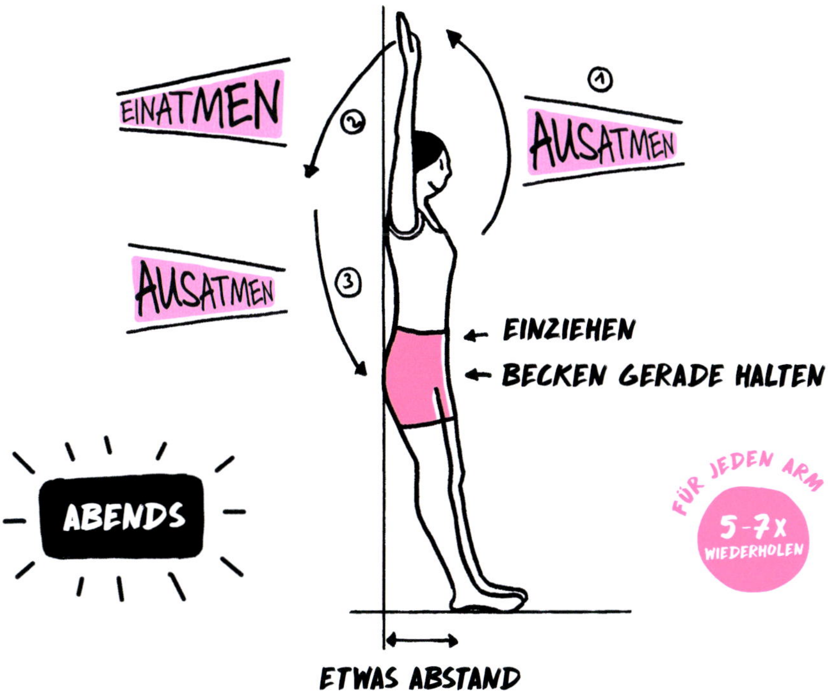

1

Du stehst in Neutralstellung aufrecht mit dem Rücken an der Wand (die Füße haben einige Zentimeter Abstand zur Wand) und spannst die Bauchmuskeln an.

2

Mit dem Ausatmen hebst du einen Arm, bis er die Wand berührt. Atme dann ein und führe mit dem Ausatmen den Arm zur Seite und achte darauf, dass das Becken gerade bleibt. Atme ein und leg den Arm unten wieder an die Wand.

TIPP VON DER TRAINERIN

Damit du wirklich die richtige Ausgangsposition einnimmst, denk daran, dass der untere Rückenbereich während der gesamten Übung an der Wand anliegen muss.

FÜR BESONDERS MOTIVIERTE

Mit leichten Hanteln (1 kg) wird die Übung anspruchsvoller.

SO GELINGT DAS OPTIMALE WORKOUT!

1. LASS DICH NICHT DEMOTIVIEREN

Lass das Workout nicht wegen jeder Kleinigkeit ausfallen. Das heißt zum Beispiel, trainiere auch an Tagen, an denen du anschließend auf Geschäftsreise gehst. Du willst doch Resultate sehen, oder? Das Gleiche gilt für Tage, an denen alles drunter und drüber geht (was bekanntlich nur allzu schnell passiert). Sag dir in solchen Momenten: „Schlimmer kann es ohnehin nicht werden, also auf geht's!"

2. ÜBE NICHT MIT LEEREM MAGEN

Das heißt aber nicht, dass du dich beim Frühstück vollstopfen sollst, denn Verdauung und Workout vertragen sich nicht gut. Empfehlenswert sind Proteine und Obst. Sie helfen, die Anstrengungen zu meistern.

3. NIMM DIR ZEIT

Plane für dein Workout 10, 15 oder 30 Minuten ein und halte diesen Zeitrahmen ein. Wechsle nicht auf das nächsthöhere Level, bevor du nicht das Gefühl hast, die Übung wirklich gut zu beherrschen.

4. SUCH DIR EINEN ORT, WO DU UNGESTÖRT TRAINIEREN KANNST

Während des Workouts solltest du keinen Kuchen im Backofen haben, sonst unterbrichst du beim geringsten Geruch und guckst nach, ob er nicht anbrennt. Auch der Fernseher bleibt aus – es ist maximale Konzentration gefordert! Vergewissere dich, dass du alles hast, was du brauchst, und lass dich durch nichts und niemanden stören, wenn du dir und deinem Körper diesen kostbaren Moment der Entspannung und Wellness gönnst.

5. HÖR NICHT AUF DEINE FAULHEIT

Hat dein innerer Schweinehund schon genug? Komm, eine kleine Übung geht noch! Schon nach kurzer Zeit wirst du nicht mehr darauf verzichten wollen!

6. GENIEßE ES

Pilates soll vor allem eines: Freude machen. Wenn du 40 Grad Fieber hast, lässt du das Workout lieber ausfallen, statt dich zu quälen. Und wenn das Wetter richtig gut ist, nimm deine Pilatesmatte mit nach draußen, lausche beim Workout dem Vogelgezwitscher und genieße die entspannende Wirkung der Natur.

7. ENTWICKLE MOTIVIERENDE IDEEN

Wenn du merkst, dass deine Übungen allmählich zur Routine werden, gönne dir für jedes Workout irgendein Extra. Stell dich regelmäßig auf die Waage und feiere dich für deine Erfolge.

8. WÄHLE EINEN SANFTEN EINSTIEG

Fang mit den einfachen Übungen an. Du wirst dich zusehends steigern. Auch mit einfachen Übungen kannst du gut auf Ausdauer trainieren - du brauchst sie nur länger durchzuhalten und stärkst allein dadurch deine Belastbarkeit.

9. VERZICHTE AUF DIE ZIGARETTENPAUSE

Falls du rauchst, solltest du dir den Glimmstengel nach dem Workout anzünden und nicht vorher. Durch die Pilatesübungen wird der Moment, in dem du dem Ruf des Tabaks nicht mehr widerstehen kannst, ohnehin hinausgezögert.

10. SCHAU DICH AN

Betrachtest du dich gern im Spiegel? Das trifft sich gut! Mach dein Workout vor dem Spiegel, damit du immer kontrollieren kannst, ob du die Bauchmuskeln richtig anspannst und ob deine Körperhaltung stimmt. Und: Lies die „Tipps der Trainerin" aufmerksam durch, damit du deinen Rücken nicht überstrapazierst.

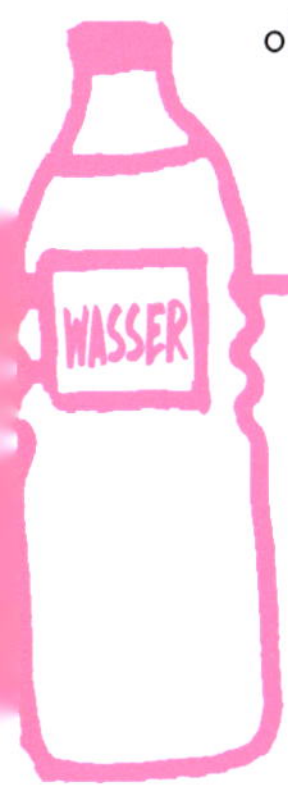

11. VIEL TRINKEN UND BEWUSST ATMEN

Sorge dafür, dass immer eine Wasserflasche in Reichweite steht.

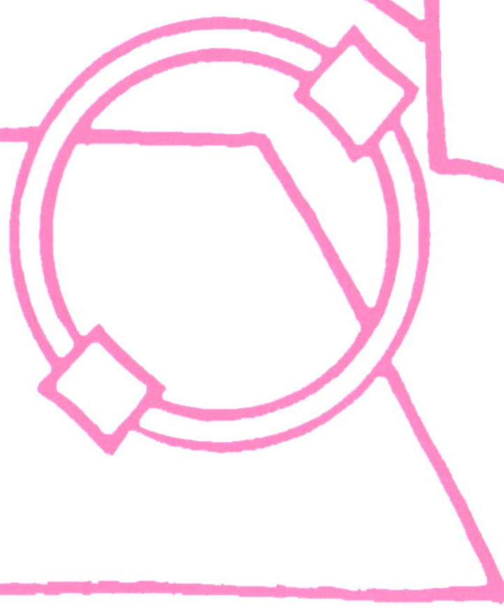

FÜR EXTREM-FAULPELZE

DER SCHWAN

Bei dieser Übung wird der komplette Rückenbereich gedehnt.
TRAINIERTE KÖRPERPARTIEN: gesamte Rückenmuskulatur

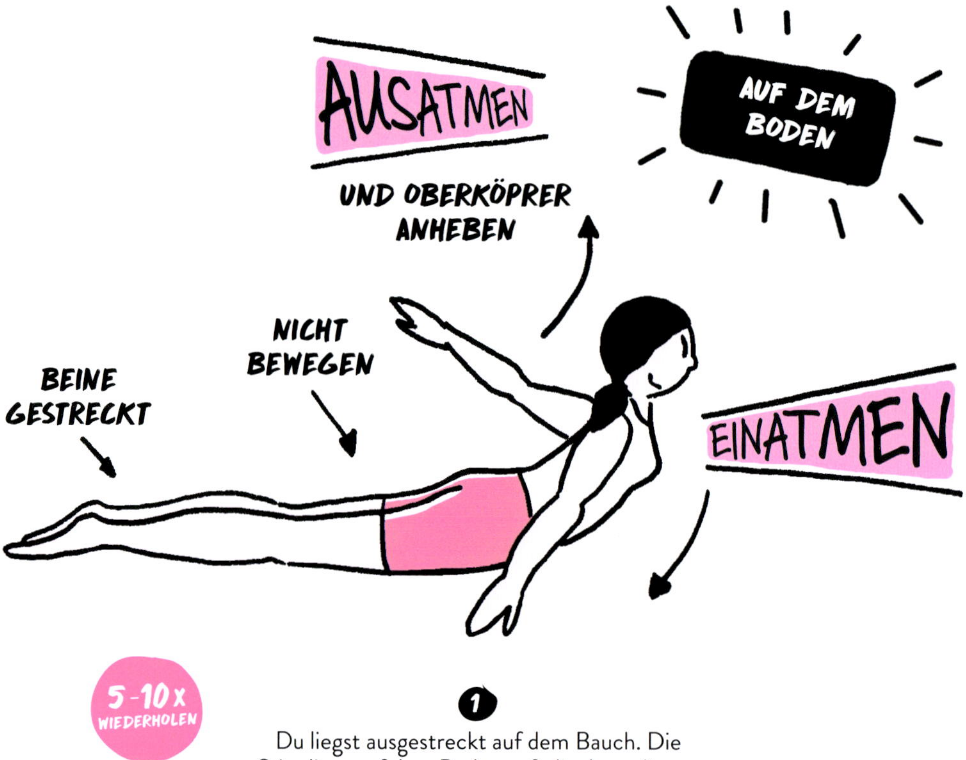
AUSATMEN
UND OBERKÖPRER ANHEBEN
AUF DEM BODEN
NICHT BEWEGEN
BEINE GESTRECKT
EINATMEN
5-10 x WIEDERHOLEN

1

Du liegst ausgestreckt auf dem Bauch. Die Stirn liegt auf dem Boden auf; die Arme liegen an der Seite. Die Beine sind gestreckt, die Fußrücken liegen gestreckt auf dem Boden auf.

2

Hebe mit dem Ausatmen den oberen Brustbereich vom Boden ab, ohne die untere Körperhälfte zu bewegen. Mit dem Einatmen kehrst du in die Ausgangsposition zurück.

DER SCHWAN +

LEVEL 1

1

Du liegst ausgestreckt auf dem Bauch. Die Stirn liegt auf dem Boden auf; die Arme sind im rechten Winkel gebeugt. Die Hände liegen am Boden.

2

Hebe mit dem Ausatmen deinen oberen Brustbereich und die Arme vom Boden ab, ohne die untere Körperhälfte zu bewegen. Mit dem Einatmen kehrst du in die Ausgangsposition zurück.

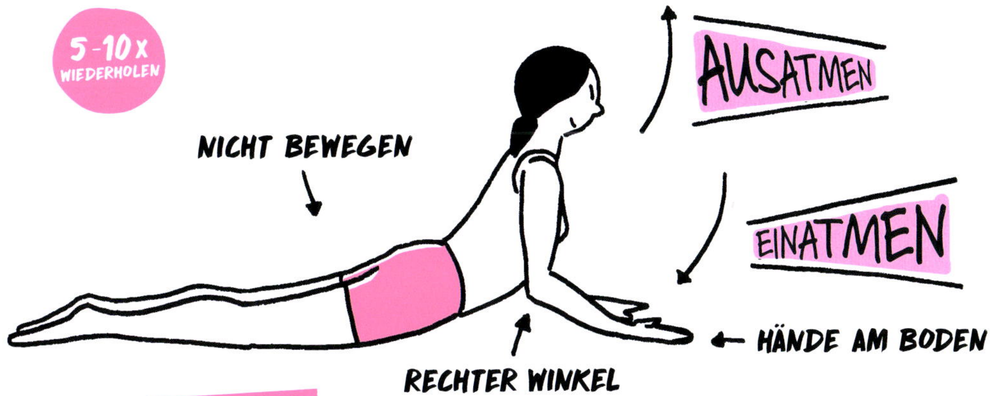

LEVEL 2

1

Du liegst ausgestreckt auf dem Bauch. Die Stirn liegt auf dem Boden auf; die Arme sind im rechten Winkel gebeugt. Die Hände sind am Boden.

2

Hebe mit dem Ausatmen deinen oberen Brustbereich vom Boden ab und strecke gleichzeitig die Arme nach vorne, ohne die untere Körperhälfte zu bewegen. Mit dem Einatmen kehrst du in die Ausgangsposition zurück.

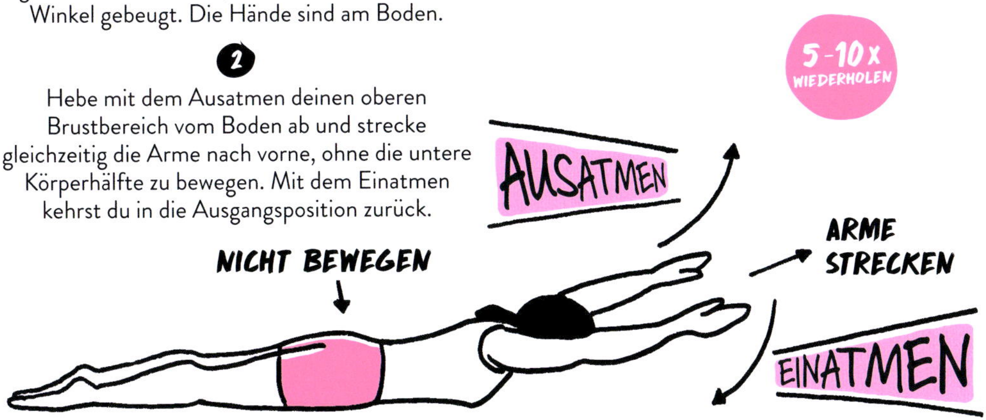

BEHUTSAM ABNEHMEN

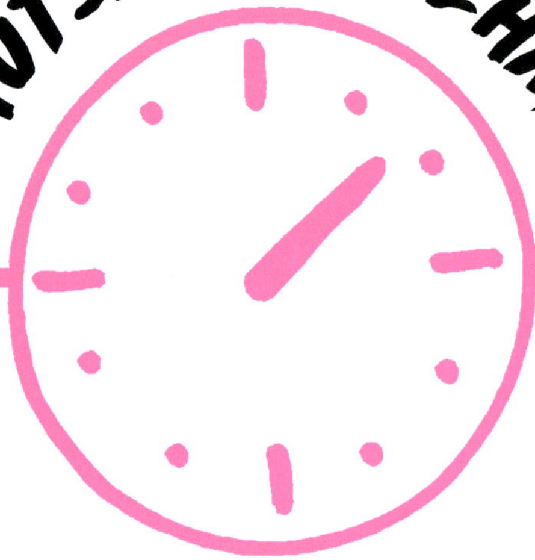

VERWECHSLE ABNEHMEN NICHT MIT ABMAGERN.

STELL DIR DEIN INDIVIDUELLES PROGRAMM ZUSAMMEN.

LASS ES RUHIG ANGEHEN – NUR KEINE EILE!

SUCH DIR KEINE UNERREICHBAREN VORBILDER.

VERDAMME DICH NICHT ZUR SELBSTKASTEIUNG.

SEI SELBST DEIN GRÖßTER FAN.

ÜBERLASSE NICHTS DEM ZUFALL.

LASS DICH VON ANDEREN BESTÄRKEN.

MACH KEINE LEBENSLÄNGLICHE DIÄT.

DAS DREIECK

Das Dreieck fördert eine schlanke Taille.
TRAINIERTE KÖRPERPARTIEN: seitliche Bauchmuskeln, auch Taille und Schultern
(Kontrolliere vor dem Spiegel, ob die Körperhaltung stimmt. Wenn du siehst, dass Kopf, Schultern, Becken und Knie auf einer Linie liegen, machst du alles richtig.)

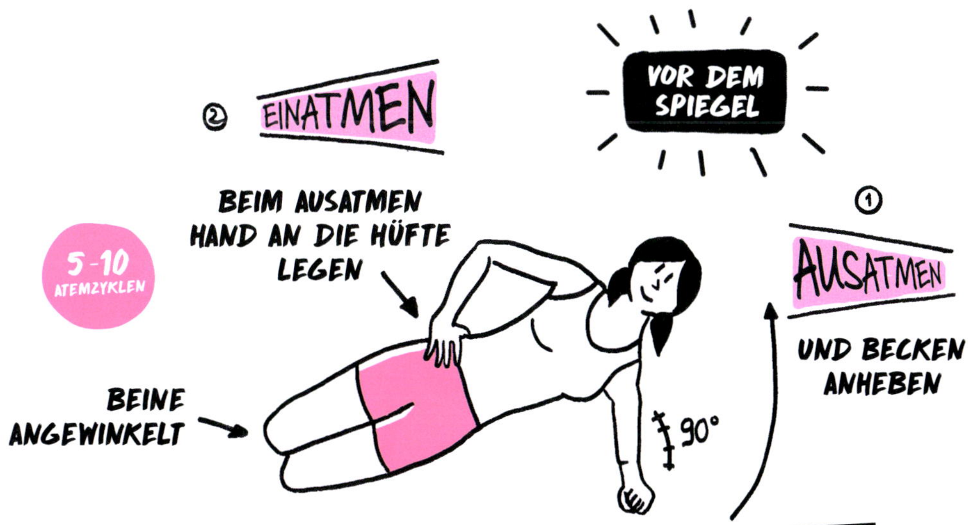

VOR DEM SPIEGEL
② EINATMEN
BEIM AUSATMEN HAND AN DIE HÜFTE LEGEN
5-10 ATEMZYKLEN
① AUSATMEN
UND BECKEN ANHEBEN
BEINE ANGEWINKELT
90°

1

Du liegst auf der Seite; die Beine sind angewinkelt und der untere Ellenbogen liegt im 90-Grad-Winkel auf dem Boden auf.

2

Hebe mit dem Ausatmen das Becken an, atme ein und leg mit dem nächsten Ausatmen die obere Hand an die Hüfte.

TIPP VON DER TRAINERIN

Hast du nicht genug Kraft oder Schwierigkeiten, das Gleichgewicht zu halten? Dann kannst du es dir einfacher machen, indem du die obere Hand als zusätzliche Stütze am Boden lässt.

FÜR BESONDERS MOTIVIERTE

Mach die gleiche Übung mit gestreckten Beinen. Die Füße und der untere Ellenbogen sind dann die einzigen Stützen. Bleibe 3 bis 5 Atemzyklen lang in dieser Position.

DIE BRÜCKE

Bei dieser Übung wird die Wirbelsäule gestreckt.
TRAINIERTE KÖRPERPARTIEN: Oberschenkel und Gesäß, auch Schultern und Arme

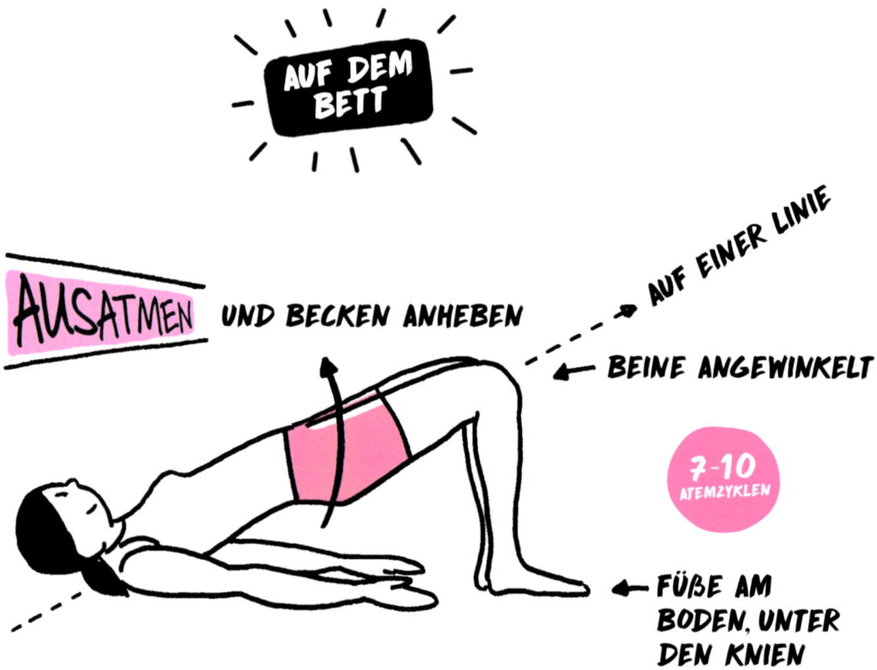

AUF DEM BETT
AUSATMEN UND BECKEN ANHEBEN
AUF EINER LINIE
BEINE ANGEWINKELT
7-10 ATEMZYKLEN
FÜßE AM BODEN, UNTER DEN KNIEN

1

Du liegst in Neutralstellung ausgestreckt auf dem Rücken. Beine anwinkeln, die Füße möglichst genau unter den Knie aufstellen. Die Arme liegen ausgestreckt neben dem Körper.

2

Hebe mit dem Ausatmen das Becken vom Boden hoch, bis Knie, Hüften und Schultern auf einer Linie liegen.

TIPP VON DER TRAINERIN

Wenn du diese Übung einmal beherrschst, kannst du in dieser Haltung sogar Zeitung lesen.

DER LASER

Die Übung schult die Körperbeherrschung und streckt die Wirbelsäule.
TRAINIERTE KÖRPERPARTIEN: Arme und Schultern, auch Bauchmuskulatur

AUF DEM SOFA

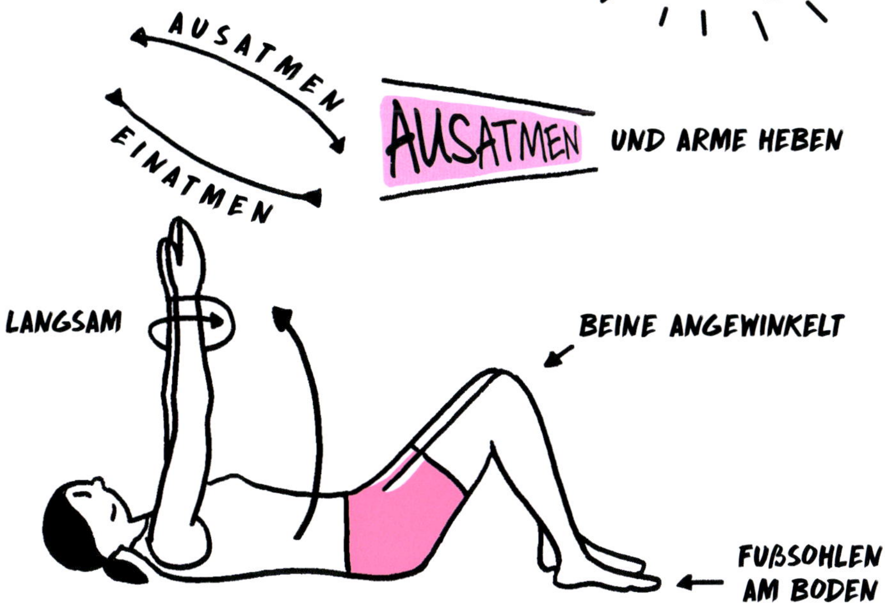

1

Du liegst in Neutralstellung ausgestreckt auf dem Rücken. Beine anwinkeln. Die Arme liegen ausgestreckt neben dem Körper.

2

Hebe mit dem Ausatmen die Arme zur Decke und führe kleine Kreisbewegungen aus. Dabei atmest du aus, wenn du die Arme von der Mitte wegführst, und ein, wenn sich die Arme zur Mitte hin bewegen.

TIPP VON DER TRAINERIN

Stell dir vor, deine Arme wären Laserstrahlen, mit denen du Kreise an die Decke malst, ohne die Handgelenke zu bewegen.

FÜR SPORTGERÄTE-FREAKS

DER DREIZACK

Die Übung sorgt sehr wirkungsvoll für eine bessere Körperhaltung und macht die Wirbelsäule beweglicher. **TRAINIERTE KÖRPERPARTIEN**: Rücken, auch Schultern und Arme

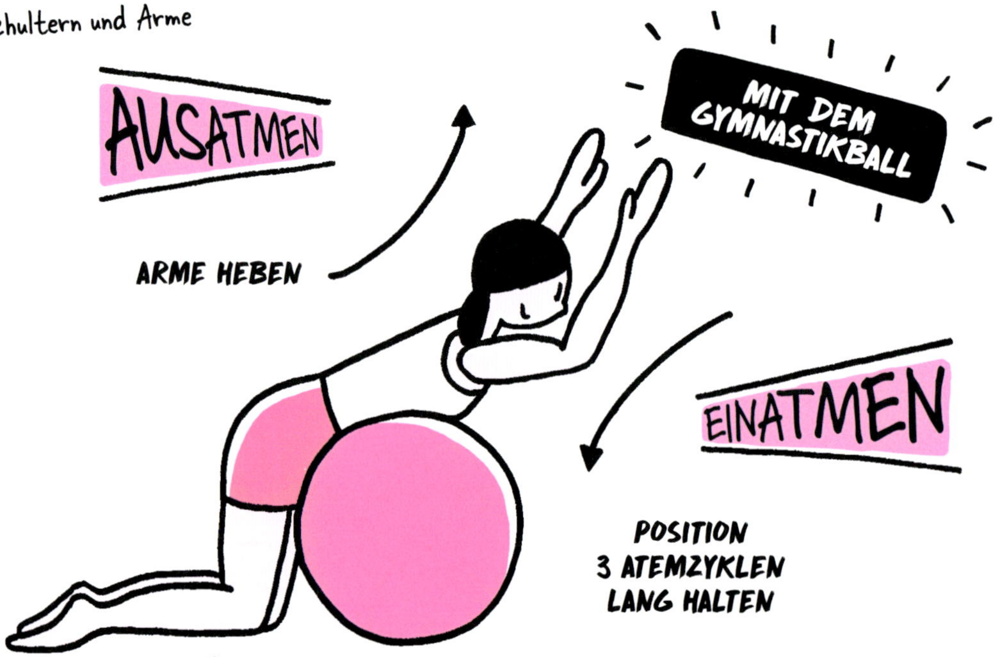

AUSATMEN
MIT DEM GYMNASTIKBALL
ARME HEBEN
EINATMEN
POSITION 3 ATEMZYKLEN LANG HALTEN

1. Du stützt dich im Vierfüßlerstand mit dem Bauch auf den Gymnastikball.
2. Richte mit dem Ausatmen den Oberkörper auf und strecke die Arme in U-Form nach oben.
3. Verharre 3 Atemzyklen lang in dieser Position. Anschließend atme aus und leg den Oberkörper wieder auf dem Ball ab.
4. Wiederhole die Übung 5 bis 7-mal.

TIPP VON DER TRAINERIN

Dein Hals muss in Verlängerung des Rückens gestreckt sein, sodass du zu Boden schaust. Andernfalls besteht die Gefahr, dass sich die Halswirbelsäule verspannt und Schmerzen verursacht.

DER ARMSTÜTZ

Diese Übung stärkt die Körperspannung und stabilisiert den Rücken.
TRAINIERTE KÖRPERPARTIEN: Bauchmuskulatur, auch ganzer Körper

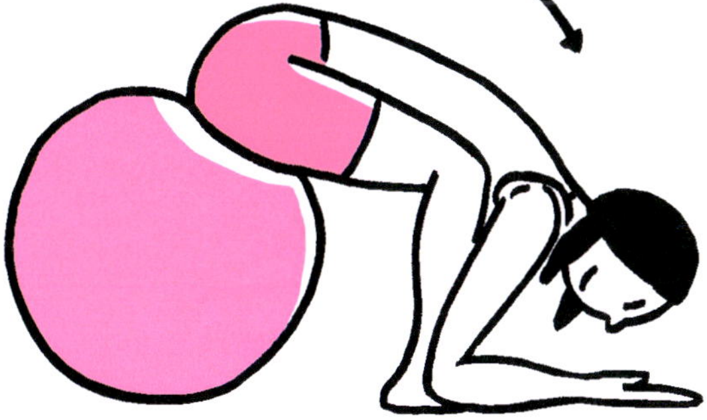

1

Setz dich auf den Ball und leg die Unterarme auf dem Boden ab. Der Po befindet sich oben auf dem Ball.

2

Beuge mit dem Ausatmen den Oberkörper so nach vorne, dass Schultern und Becken in einer Linie liegen.

3

Verharre 3 bis 10 Atemzyklen lang in dieser Position. Richte mit dem Ausatmen den Körper wieder auf.

TIPP VON DER TRAINERIN

Bei dieser Übung müssen sich Becken und Oberkörper die ganze Zeit in einer Linie befinden, sonst werden nicht die Bauchmuskeln gefordert, sondern deine Lendenmuskeln strapaziert. Kürze die Übungsdauer im Zweifelsfall lieber ab, das Wichtigste ist, dass du sie richtig machst.

DAS AKKORDEON

Mit dieser Übung stärkst du die Brustmuskulatur und bringst deine Brustpartie in Form.

TRAINIERTE KÖRPERPARTIEN: Arme und Schultern

MIT DEM PILATES-RING

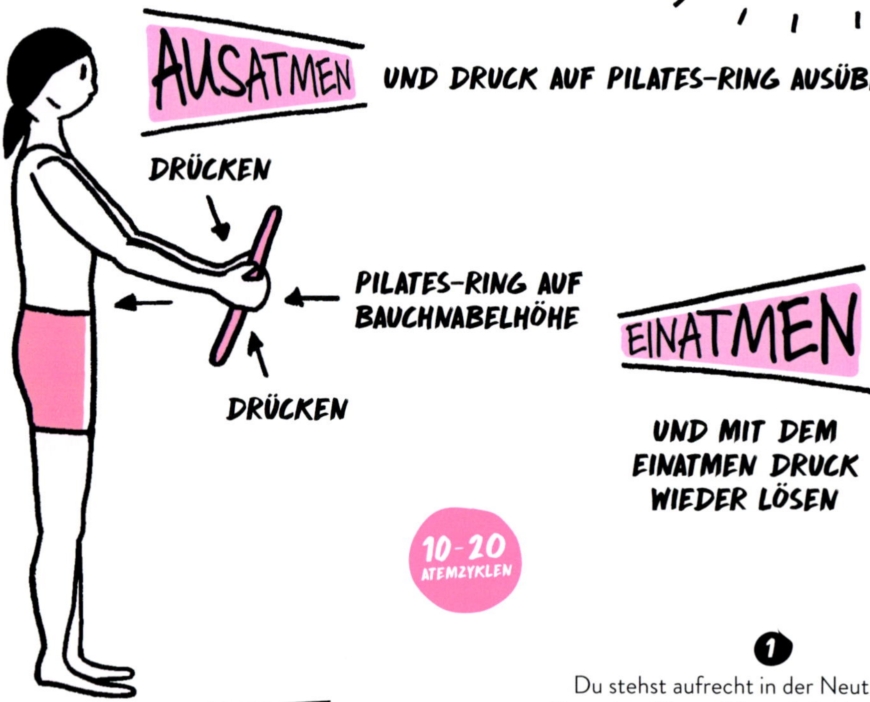

10-20 ATEMZYKLEN

TIPP VON DER TRAINERIN

FÜR BESONDERS MOTIVIERTE

Wenn du noch mehr für deine Brustmuskulatur und einen gut geformten Oberkörper tun willst, kannst du die Übung variieren und den Pilates-Ring über dem Kopf halten.

1. Du stehst aufrecht in der Neutralstellung. Fasse den Pilates-Ring mit beiden Händen und halte ihn auf Höhe des Bauchnabels.
2. Übe mit dem Ausatmen Druck aus. Mit dem Einatmen löse den Druck wieder.
3. Wiederhole die Übung über 10 bis 20 Atemzyklen.

DIE GARTENSCHERE

Diese Übung mit dem Gymnastikband dehnt die Innenseiten der Oberschenkel und macht die Beine gelenkiger.

TRAINIERTE KÖRPERPARTIEN: Oberschenkel, auch Bauchmuskulatur

MIT DEM GYMNASTIKBAND

1. Du liegst in Neutralstellung auf dem Rücken. Beide Beine sind gerade nach oben gestreckt. Nimm das Gymnastikband in beide Hände und führe es über die Füße.

2. Grätsche mit dem Ausatmen die Beine, sodass sich das Band spannt. Atme ein und löse mit dem Ausatmen die Spannung wieder.

3. Wiederhole die Übung über 10 bis 15 Atemzyklen.

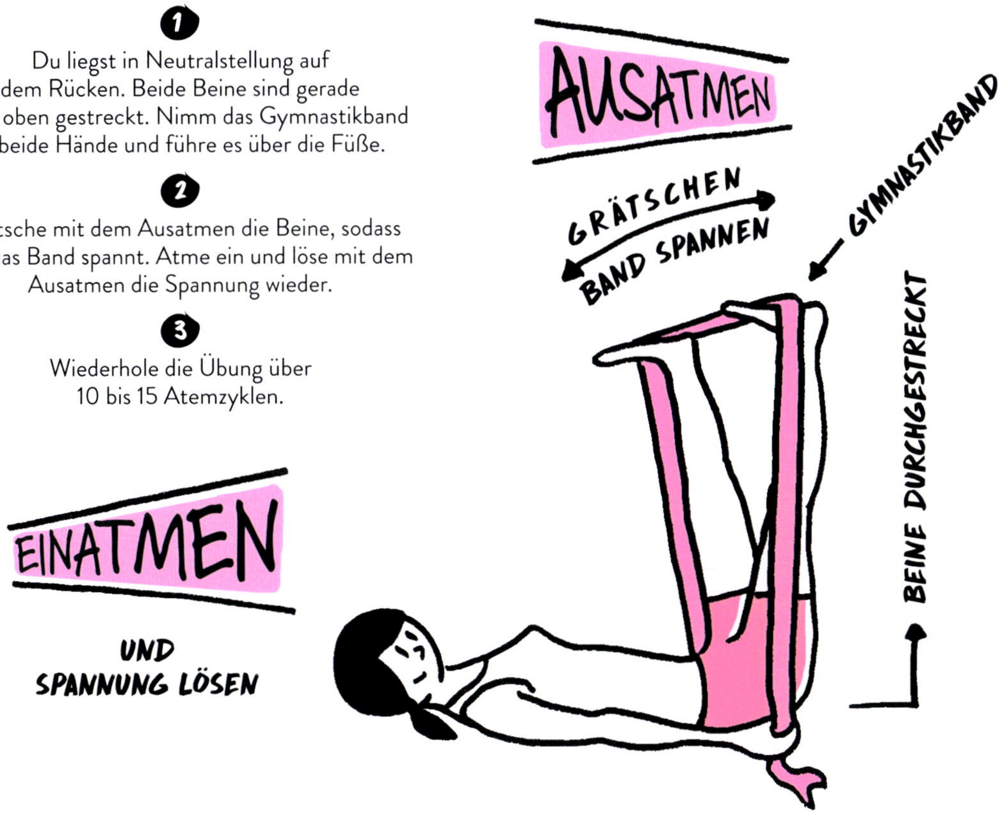

NACH DER ANSPANNUNG ENTSPANNUNG!

Nach einem engagierten Workout hast du dir etwas Entspannendes verdient.
Es gibt verschiedene Möglichkeiten, aber Abhängen als Couch Potato ist keine Option!
Das würde dich ja auch gar nicht zufriedenstellen ...

KOPFMASSAGE

Bei der Kopfmassage übst du mit den Fingerspitzen sanften Druck auf die Kopfhaut aus und regst die Durchblutung an. Damit sich der Druck der Finger schön gleichmäßig verteilt, stütz dich mit den Ellenbogen auf dem Tisch ab. Und so geht's:

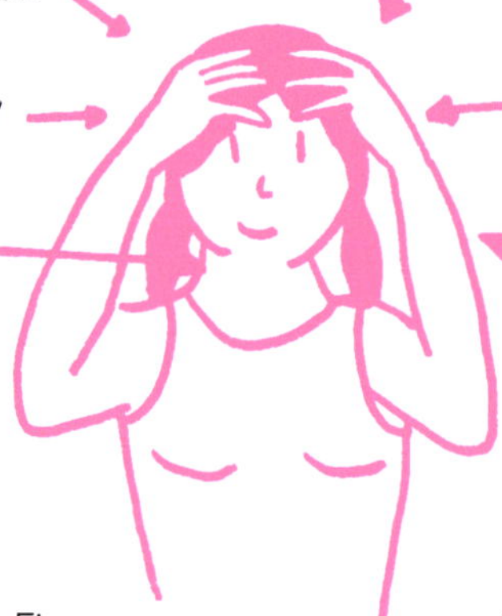

1 Leg die leicht gespreizten Finger beider Hände an den Stirnbereich.

2 Übe durch ganz leichtes Hin- und Herbewegen der Finger – du bewegst sie praktisch kaum – sanften Druck auf die Kopfhaut aus. Die Kopfhaut soll sich dabei bewegen, nicht die Finger.

3 Variiere während der Massage den Fingerdruck, bis du ein diffuses Wärmegefühl verspürst.

4 Wiederhole dieses anregende Massieren in den anderen Zonen: im Scheitelbereich, an den Schläfen, hinter den Ohren und zum Abschluss im Nacken.

HINTERGRUND-INFOS

FUßREFLEXZONENMASSAGE

Bei der Fußreflexzonenmassage wird die Fußsohle massiert, die eine Art Schalttafel für den ganzen Körper ist. Die Massage stimuliert den Blutkreislauf und baut Belastungen ab, die sich im Laufe des Tages aufgebaut haben.
Die traditionelle chinesische Medizin geht davon aus, dass jede Fußreflexzone einem Organ, einer Drüse oder einem Körperteil entspricht bzw. dass diese sich auf der Fußsohle „abbilden". Mit der Fußmassage lassen sich dementsprechend Spannungen lokalisieren und lösen. Zur Entspannung setzt man dabei hölzerne Massagerollen ein, die kleine Reizungen der Nerven beheben und die Durchblutung anregen. Gegen echte Muskelschmerzen oder tiefsitzende Verspannungen kann man mit dieser Methode allerdings nichts ausrichten.

RELAXEN IN DER BADEWANNE

GEGEN MUSKELKATER UND KÖRPERLICHE ERSCHÖPFUNG Hast du Nacken- oder Kreuzschmerzen? Fühlst du dich innerlich erschöpft? Dann wird die Wärme gut tun, denn die löst Verspannungen. Erhöhe die Wassertemperatur Schritt für Schritt. Wenn du die Wärme als belastend empfindest, fülle die Badewanne nur so weit, dass Brust und Schultern über Wasser bleiben. Achtung: Eine hohe Wassertemperatur ist nicht ratsam, wenn du schwere Herz- oder Venenprobleme hast. Das Vollbad sollte maximal zehn Minuten dauern.

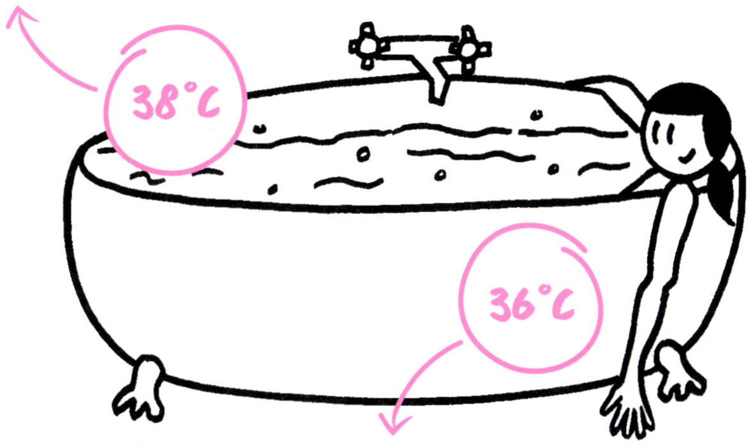

ALS EINSCHLAFHILFE Ein Vollbad bei Körpertemperatur wirkt entspannend, weil der Organismus keinen Anpassungsaufwand treiben muss. Es gibt also nichts, was gegen ein Baden bei 36 °C spricht. Es kann die Muskulatur und sogar das Gehirn behutsam stimulieren – das tut gut! Für ein Peeling oder belebende Bewegungsübungen ist nach einem solchen Bad aber nicht der richtige Moment. Einfach etwas Öl, das die Haut nach dem Bad mit Feuchtigkeit versorgt, auftragen und schnell ab ins Bett! Badezeit: 15 Minuten.

ICH WILL MEHR!

1

DEIN KÖRPER SAGT DIR, WAS SACHE IST.

Der Körper meldet dir, ob du reif bist für den nächsten Schritt.

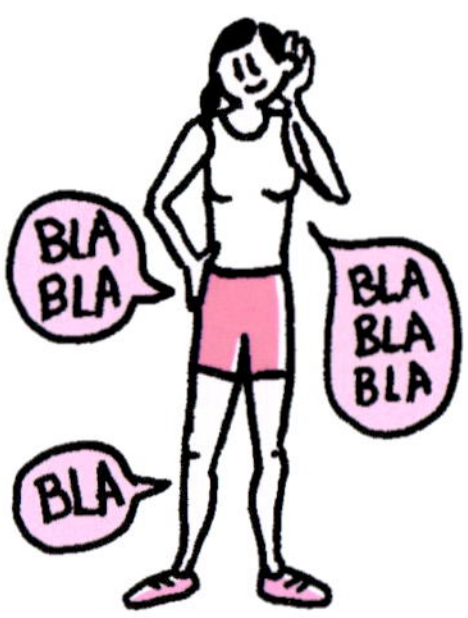

2

WENN DU ES MIT ANDEREN SPORTLICHEN AKTIVITÄTEN KOMBINIERST, IST PILATES NOCH VIEL WIRKUNGSVOLLER!

„SICH STEIGERN" HEIẞT

intensiver und häufiger trainieren und immer schwierigere Übungen absolvieren.

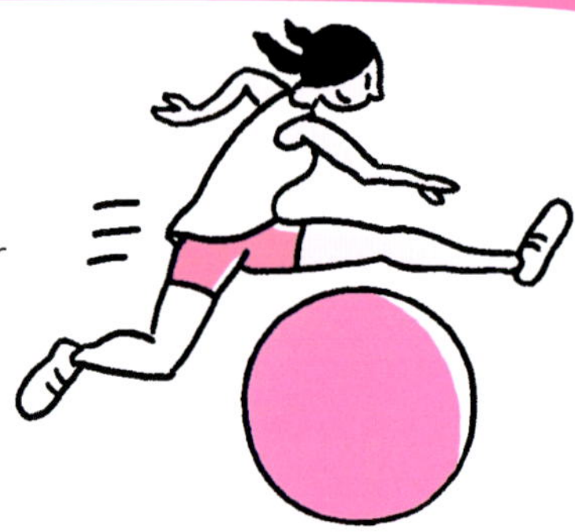

4

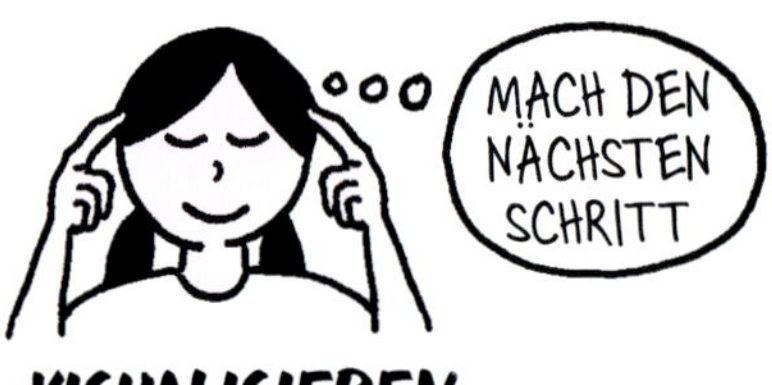

VISUALISIEREN

kann dir helfen, den nächsten Schritt zu wagen.

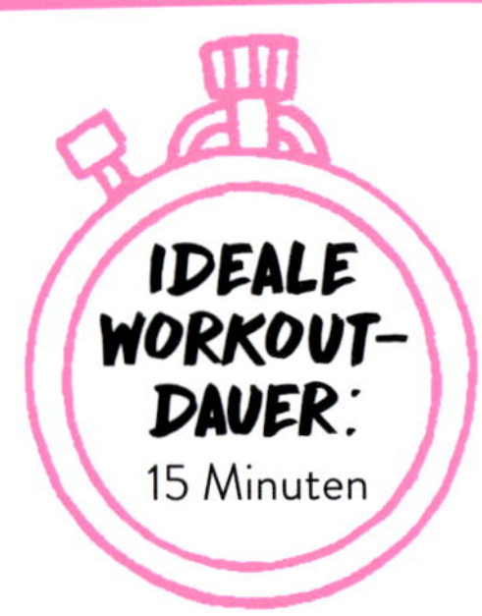

IDEALE WORKOUT-DAUER:

15 Minuten

LEG EINE SCHIPPE DRAUF!

„DER NÄCHSTE (SCHRITT) BITTE!"

HÖR AUF DEINEN KÖRPER

Jede Pilates-Haltung hat mehrere Schwierigkeitsgrade. Die Gartenschere zum Beispiel trainiert die Bauchmuskeln deutlich mehr, wenn die Beine durchgestreckt sind, weil dann deren ganzes Gewicht auf Bauchmuskulatur und Rücken lastet. **Ergebnis:** Das Muskeltraining ist anstrengender und somit intensiver.

Wenn du gerade erst einsteigst und nicht besonders sportlich bist, sind Bauch- und Rückenmuskulatur für diese Belastung noch nicht kräftig genug. Das führt dazu, dass du in Fehlhaltungen ausweichst, um diese Muskulatur zu entlasten.

Beispiele? Du gehst ins Hohlkreuz, ziehst Grimassen, spannst den Hals an, obwohl der Oberkörper eigentlich extrem entspannt sein sollte. Dein Körper gibt dir damit Signale, er sagt dir: „Diese Übung ist nichts für mich – jedenfalls jetzt noch nicht."

Darum gilt: Halte dich bei jeder Übung an den Schwierigkeitsgrad oder Level, der deinen Fähigkeiten entspricht. Wenn du Verkrampfungen oder übermäßige Ermüdung spürst, dürfte das daran liegen, dass du zu viel Gas gibst.

IN DER LANGSAMKEIT LIEGT DIE KRAFT

Du bewegst dich am liebsten langsam? Perfekt. Pilates erhebt genau das zum Grundprinzip! Deswegen ist es ja auch genau das Richtige für dich. Alle Bewegungen werden kontrolliert und beherrscht ausgeführt, Tempo spielt keine Rolle, alles geschieht sanft und behutsam. Das Ergebnis ist ein energiegeladener und ausgeglichener Körper.

WIE MACHE ICH ES RICHTIG?

Wie sich dein Weg beim Pilates gestaltet, hängt von deinem Programm ab, mit dem du selbst festlegst, wann du vom Anfänger- zum Fortgeschrittenen- und schließlich zum Profiniveau übergehst. Für deine ersten Workouts wählst du die einfachsten Übungen, um dich dann Schritt für Schritt zu den anspruchsvolleren vorzuarbeiten. Bevor du bei einer Übung auf das nächsthöhere Level wechselst, musst du dir ganz sicher sein, dass du das vorherige perfekt beherrschst, sonst riskierst du Verletzungen.

WENN DU DIE FRAGEN IN DIESER LISTE MIT JA BEANTWORTEN KANNST …

- ☐ Ich bin mit der Haltung und der Bewegung absolut vertraut.
- ☐ Die Fehler, die ich nicht machen darf, weil ich mich sonst verletze, sind mir bewusst und ich kann sie benennen.
- ☐ Ich halte die Übung mindestens 10 Atemzyklen lang durch.
- ☐ Ich kann in einer Haltung verharren, ohne dass mein Körper allzu sehr ins Zittern gerät.
- ☐ Wenn ich die Übung mache, spüre ich keine Überhitzung und kein Brennen – das zeigt, dass meine Muskeln den mit der Übung verbundenen Belastungen gewachsen sind.
- ☐ Ich kann die Haltung einnehmen und meinen Körper ausrichten, ohne mich im Spiegel kontrollieren zu müssen.
- ☐ Ich kann eine Übung länger durchhalten, ohne dass ich mehr und mehr aus dem Gleichgewicht gerate.
- ☐ Nach dem Workout fühlen sich meine Muskel nicht mehr geschwächt an.
- ☐ Ich kann die Übung mit geschlossenen Augen machen – ich habe also meinen Gleichgewichtssinn für diese Übung gut geschult.
- ☐ Ich beherrsche die meisten Übungen für Einsteiger.

… KANNST DU IN DEN NÄCHSTHÖHEREN GANG SCHALTEN

WAS HEIẞT EIGENTLICH „FORTSCHRITT"?

MEINE PILATES-ENTWICKLUNG

ICH TRAINIERE INTENSIVER

Eine Möglichkeit, dein Pilates-Training zu intensivieren, ist, deine Kraftausdauer zu steigern. Dazu hältst du die Position über mehr Atemzyklen als bisher oder erschwerst die Übung mit einer zusätzlichen Last oder einem Widerstand (Hanteln).

ICH TRAINIERE HÄUFIGER

Wenn du den Eindruck hast, dass ein Workout nicht mehr ausreicht, kannst du ohne Weiteres die Zahl der Workouts pro Woche erhöhen. Geh aber nicht nahtlos von einem Workout zu vier Workouts über, sonst verlierst du noch die Lust und wirfst alles hin, was du schon geschafft hast, und landest wieder bei null. Ideal sind zwei Workouts pro Woche bzw. drei für besonders motivierte Pilates-Freaks.

ICH GESTALTE DIE ÜBUNGEN ANSPRUCHSVOLLER

Wenn du mit den einfachen Übungen in diesem Buch eingestiegen bist, kannst du dich jetzt an den vorgeschlagenen Steigerungsstufen versuchen.

MACH EINEN PLAN – UND HALT DICH DRAN!

Nirgendwo steht geschrieben, dass du nur die Übungen machen sollst, die zu deinem Profil passen. Im Gegenteil: Je vielseitiger dein Übungsprogramm, umso mehr muss sich dein Körper an neue Haltungen anpassen, die dir und ihm je nach Muskulatur leichter oder nicht so leicht fallen.

MEIN PILATES-PROGRAMM

Mit der folgenden Übersicht kannst du dir abwechslungsreiche Workouts zusammenstellen, indem du dir aus jeder Kategorie Übungen aussuchst. Plane nach Möglichkeit für ein Workout 15 Minuten ein, das reicht für etwa drei Übungen.

Achtung! Vergiss nicht, vor jedem Workout ein paar Aufwärmübungen und je nach Bedarf eine oder zwei mobilisierende oder entspannende Übungen einzuplanen. Im Schnitt dauert ein ordentliches Workout mindestens 15 bis 20 Minuten. Wenn du länger tun willst – nur zu!

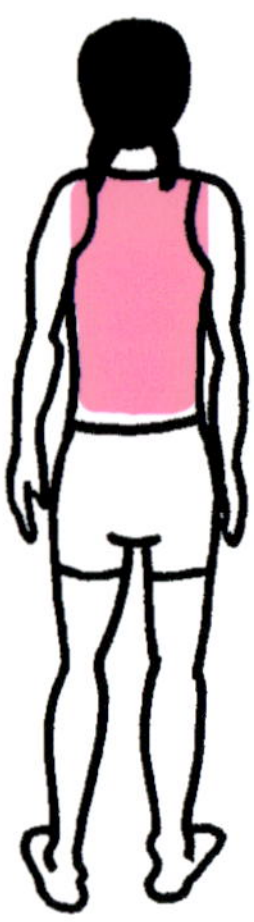

RÜCKEN

Frauen mit 25-Stunden-Tag
Im Büro vorm Computer:
Oberkörper drehen

Extrem-Faulpelze:
Auf dem Bett:
Schwan

Sportgeräte-Freaks
Mit dem Gymnastikball:
Dreizack

Müdigkeitsgeplagte
Abendliche Entspannung:
Tänzerin

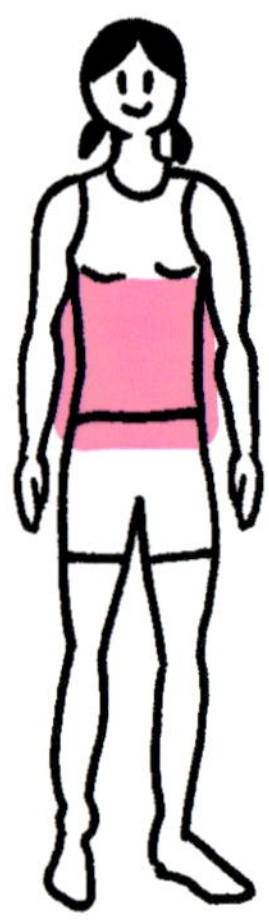

BAUCHMUSKELN

Frauen mit 25-Stunden-Tag
Im Auto:
Sitz-Workout im Auto

Extrem-Faulpelze:
Vor dem Spiegel:
Dreieck

Sportgeräte-Freaks
Mit dem Gymnastikball:
Armstütz

Müdigkeitsgeplagte
Verdauungs-Workout nach dem Mittagessen:
Rolling Like a Ball

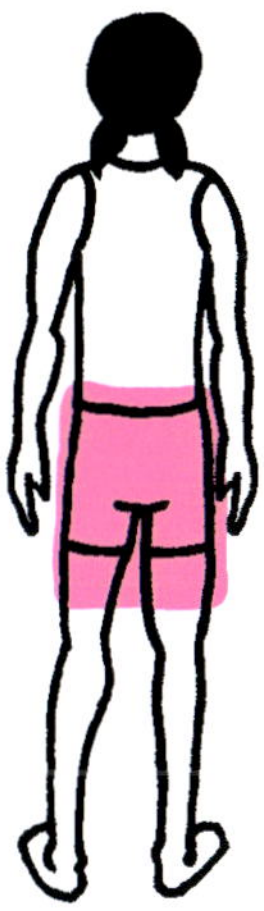

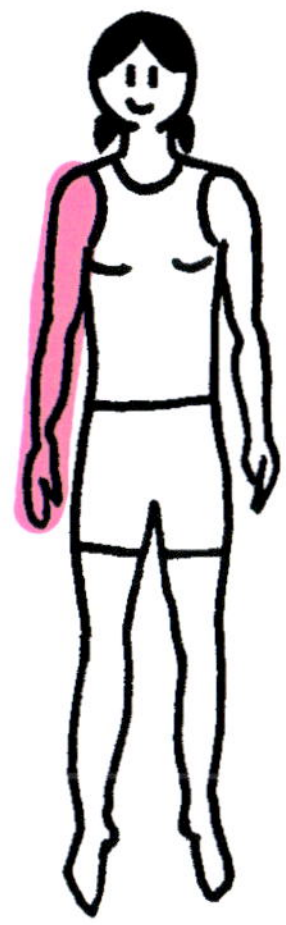

OBERSCHENKEL, GESÄß

Frauen mit 25-Stunden-Tag
An der Bushaltestelle:
Wippe

Extrem-Faulpelze:
Auf dem Bett:
Brücke

Sportgeräte-Freaks
Mit dem Gymnastikband:
Gartenschere

Müdigkeitsgeplagte
Zum morgens
Auf-Touren-Kommen:
Beinkreisen

ARME, SCHULTERN

Frauen mit 25-Stunden-Tag
In der Badewanne:
Kopfsprung im Sitzen

Extrem-Faulpelze:
Auf dem Sofa:
Laser

Sportgeräte-Freaks
Mit Hanteln:
Akkordeon

Müdigkeitsgeplagte
Zum morgens
Auf-Touren-Kommen:
Liegestütz

Du siehst: Du kannst dir nach Lust und Laune ganz verschiedene Workouts zusammenstellen. So kommt keine Routine auf und Pilates bleibt der pure Spaß!

DAS ULTIMATIVE PILATES-PROGRAMM

1, 2 ODER 3 WORKOUTS PRO WOCHE?

ENTSCHEIDEND SIND DEIN TAGESABLAUF UND DEINE ZIELE!

1 WORKOUT PRO WOCHE

FÜR WEN?
Für alle, die sich wohlfühlen, eine gesunde Körperhaltung erarbeiten und entspannen wollen.

2 WORKOUTS PRO WOCHE

FÜR WEN?
Für alle, die Energie tanken und etwas gegen ihre Erschöpfung tun wollen. Aber auch für die, die sich einen starken und geschmeidigen Körper wünschen und im Alltag bewusst auf ihre Körperhaltung achten wollen.

3 WORKOUTS PRO WOCHE

FÜR WEN?
Für alle, die sich in kurzer Zeit eine neue Figur zulegen wollen: einen starken, muskulösen und geschmeidigen Körper. Aber auch für die, die wieder ins Gleichgewicht kommen, Schmerzen und körperliche Erschöpfung los werden wollen.

EINE WOCHE LANG JEDEN TAG 3 ÜBUNGEN – DAS IST MACHBAR!

	RÜCKEN	BAUCHMUSKELN	OBERSCHENKEL, GESÄß	ARME, SCHULTERN
MONTAG	Oberkörper drehen	Rolling Like a Ball	-	Akkordeon
DIENSTAG	–	Sitz-Workout im Auto	Kreisen mit einem Bein	Rolling Like a Ball
MITTWOCH	Schwan	Dreieck	Wippe	–
DONNERSTAG	Dreizack	–	Gartenschere	Liegestütz
FREITAG	Tänzerin	Oberkörper drehen	–	Kopfsprung im Sitzen

VISUALISIEREN

Nicht jeder Mensch hat die Gabe einer guten Körperwahrnehmung, das heißt, nicht jeder bekommt innerlich eine brauchbare Rückmeldung über sein „Körperschema", wie es in der Fachsprache genannt wird. Damit du eine Vorstellung von der Idealhaltung oder -ausführung entwickelst und sie dann deinem Körper beibringen kannst, gibt es eine sehr wirksame Methode: die Visualisierung. Schließ die Augen und stell dir Bilder vor und versuche dann, sie über deinen Körper nachzubilden.

Roll deinen Rücken so ab, wie du einen Reißverschluss zumachst.

Du ruhst am Boden und bist ganz feiner Pulverschnee, auf den noch kein Mensch einen Fuß gesetzt hat. Lass dich widerstandslos in den Boden einsinken. Du fühlst dich schwer und zugleich ganz leicht. Währenddessen entspannen sich deine Muskeln.

Deine Bauchmuskeln sind wie ein Heizkessel: Von ihnen geht alle Energie und Wärme aus.

Atme so aus, als würdest du auf eine Fensterscheibe hauchen, damit sie beschlägt.

Stell dir deinen Körper als Möbelstück vor, das zusammengebaut werden soll: Mit einer Schraube befestigst du die Hüfte, mit einer zweiten den Bauch und so weiter ...

Zieh den Bauch so ein, als würdest du einen Riesenplastikball davor halten.

Im Rahmen einer Studie wurden Basketballspieler gebeten, sich einen Freiwurf vorzustellen, aber ohne die dazugehörige Bewegung zu machen. Sie sollten ihn einfach nur visualisieren. 70 Prozent der Teilnehmer spannten instinktiv die Muskeln an.

DARF'S EIN BISSCHEN MEHR SEIN?

WENN DU EIN PAAR KILO LOSWERDEN WILLST

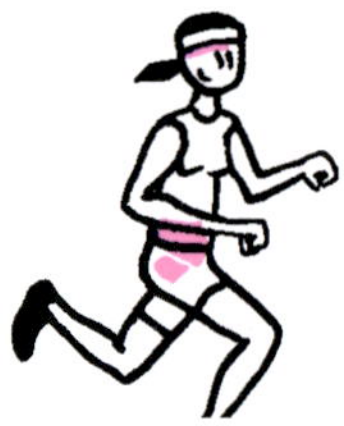

Geh zusätzlich zu deinen drei Workouts (à 15 bis 30 Minuten) zweimal in der Woche 45 Minuten joggen. So stärkst du dein Herz-Kreislauf-System, verbrennst Fett und entschlackst deinen Organismus (beim Joggen verbrauchst du in 45 Minuten rund 350 kcal).

WENN DU DEN KOPF FREIKRIEGEN WILLST

Gönn dir zusätzlich zu deinen drei Pilates-Workouts einen Tanzkurs, lateinamerikanisch oder Standard. Beim Tanzen bewegst du dich ganz anders und sinnlicher. Vor allem kannst du beim Tanzen einen persönlichen Ausdruck ins Spiel bringen und kommst allein schon durch die Musik auf andere Gedanken – und Gefühle.

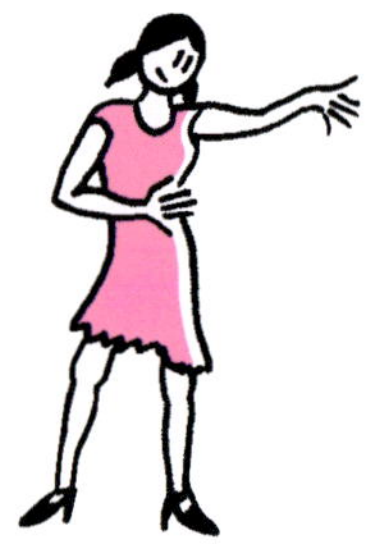

WENN DU FRISCHE LUFT BRAUCHST

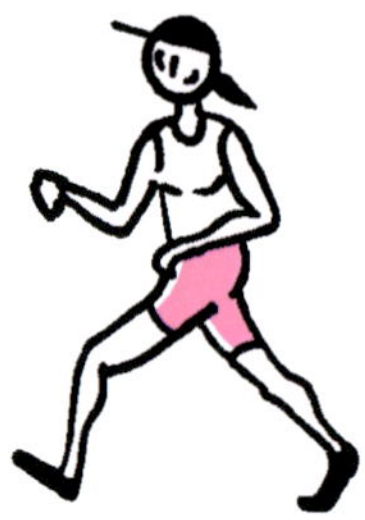

Nimm dir zweimal in der Woche Zeit, jeweils 30 Minuten energisch zu gehen. Dieses maßvolle Training für Herz und Kreislauf beruhigt den Geist und belebt den Körper auf sanfte, behutsame Weise. Wenn du große Schritte machst, stärkst du deine Gesäßmuskulatur. Interessant, oder?

WENN DU LUST AUF SPIRITUALITÄT HAST

Beim Yoga und Meditieren (Chanting, Kundalini Yoga) oder auch beim Tai Chi findest du eine spirituelle Dimension, die dir beim Pilates vielleicht fehlt.

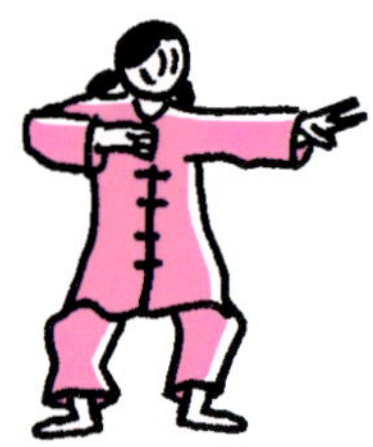

ENTLASTUNG FÜR DEN RÜCKEN

DIE TIEFE HOCKE

Die Menschen in China und in vielen afrikanischen Ländern sitzen im Alltag häufig in der tiefen Hocke. Schmerzhafte Rückenprobleme sind dort weitaus weniger verbreitet als in Europa.

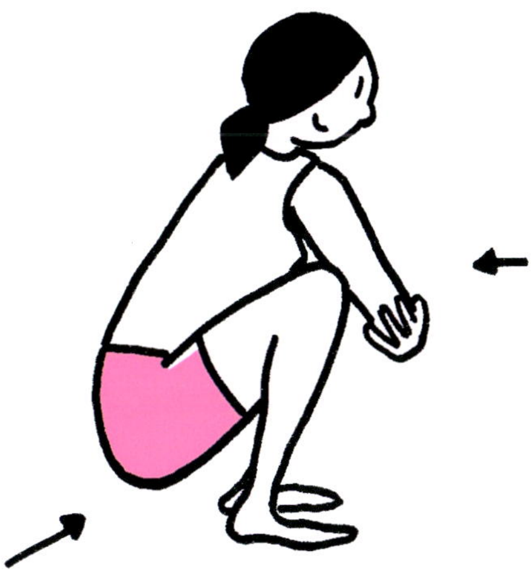
ARME INNER- ODER AUßERHALB DER BEINE
DER PO BERÜHRT NICHT DEN BODEN

1

Geh in die Hocke und mach es dir in dieser Haltung bequem, ohne dass dein Gesäß den Boden berührt.

2

Halte deine Arme innerhalb oder außerhalb der Beine.

Achtung! Manchen Menschen, die nicht so sportlich und beweglich sind, gelingt es nicht, diese Haltung einzunehmen. Wenn das auf dich zutreffen könnte, taste dich langsam heran.

TIPP VON DER TRAINERIN

Wenn du diese Übung jeden Tag ein paar Minuten lang machst, tut das deinem Rücken extrem gut. Übertreibe es aber nicht, sondern lass es ruhig angehen.

ENTLASTUNG FÜR DEN NACKEN

NACKEN LOCKERN

Diese Übung hilft bei Nackenverspannungen, stärkt die Nackenmuskulatur und sorgt für eine gute Figur. Außerdem löst sie Anspannungen, die sich im Körper aufgebaut haben.

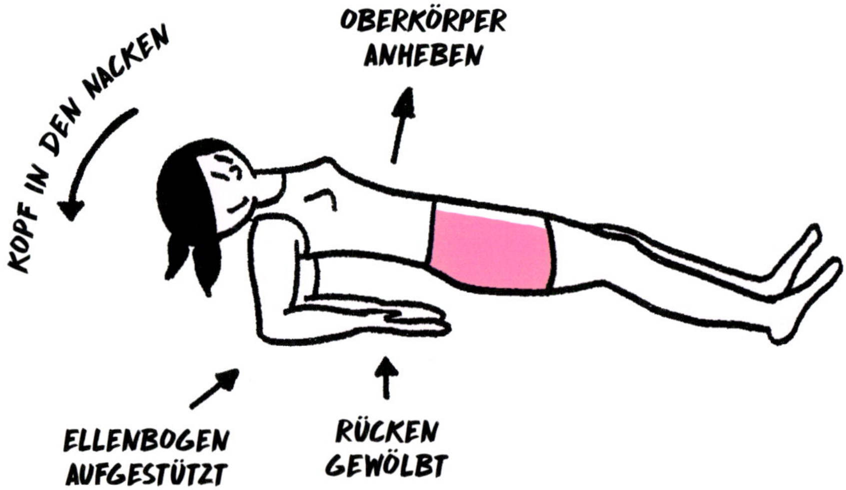

1. Lege dich ausgestreckt auf den Rücken und hebe deinen Oberkörper an, indem du dich auf den Ellenbogen abstützt.

2. Leg deinen Kopf in den Nacken und neige ihn nach hinten, bis er den Boden berührt. Dein Rücken ist jetzt gewölbt, der Oberkörper wird von den Ellenbogen und vom Scheitelbereich deines Kopfes gestützt.

TIPP VON DER TRAINERIN

Verharre 30 Sekunden in dieser Position und atme dabei durchgehend tief ein und aus.

BALLPRESSE

Diese Übung stärkt den Beckenboden, aber auch die Bauchmuskulatur. Obendrein mildert sie den Druck, den das Baby mit seinem Gewicht ausübt.

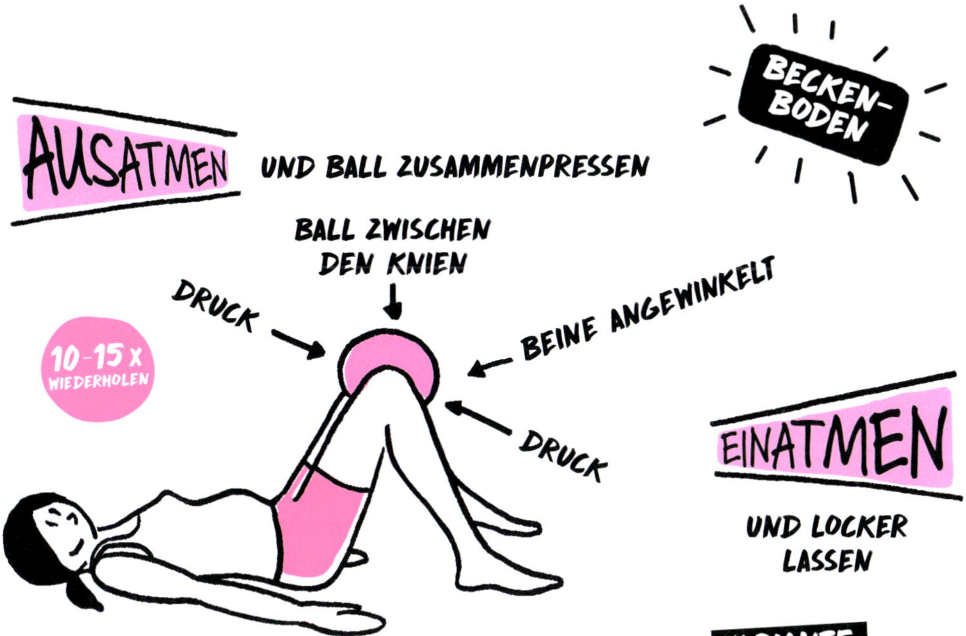

1

Du liegst in Neutralstellung auf dem Rücken; die Beine sind angewinkelt. Klemm einen weichen Ball zwischen deine Knie.

2

Drücke mit dem Ausatmen den Ball zusammen. Mit dem Einatmen nimmt du den Druck wieder weg. Wiederhole die Übung 10- bis 15-mal.

VARIANTE

Wenn du die Anspannung des Beckenbodens nicht spürst:

1

Leg dich ausgestreckt auf den Rücken und lege einen weichen Ball unter dein Gesäß.

2

Hebe mit dem Ausatmen das Becken leicht an, sodass der Ball nicht mehr eingeklemmt ist. Atme ein und drücke mit dem Ausatmen den Ball zusammen. Wiederhole die Übung 5- bis 10-mal.

BEIN HEBEN

Mit dieser Übung trainierst du Gesäß, Oberschenkel und auch die Hüften. Außerdem wird die Durchblutung in diesen Bereichen angeregt – und das ist eine gute Vorbeugung gegen Zellulitis, die sich während der Schwangerschaft häufig bildet.

GESÄß UND OBERSCHENKEL

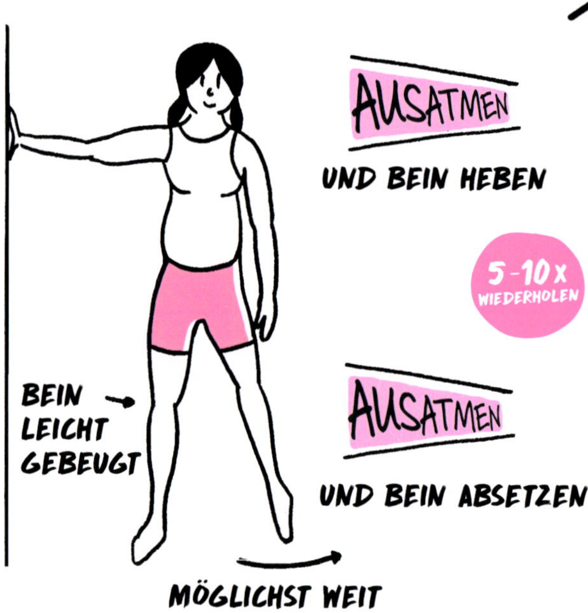

1
Du stehst aufrecht in der Neutralstellung und stützt dich mit einer Hand an der Wand ab. Das Standbein, das näher an der Wand steht, ist leicht gebeugt.

2
Hebe mit dem Ausatmen das andere Bein zur Seite und verharre 5 bis 10 Atemzyklen in dieser Position. Dann setze mit dem Ausatmen das Bein wieder auf dem Boden ab.

TIPP VON DER TRAINERIN

Wenn du an den Oberschenkeln oder an der Hüfte ein Brennen verspürst, hebe das Bein mit dem Ausatmen, atme ein und setze es mit dem nächsten Ausatmen wieder ab. Wiederhole die Übung mindestens 10-mal.

SEITLICHE DREHUNG

Mit dieser Übung kannst du besonders gut die Spannungen lösen, die sich durch das Gewicht des Babys im Rücken aufgebaut haben. Gleichzeitig werden Rücken-, Schulter- und Armmuskulatur gestärkt.

1

Du liegst ausgestreckt auf dem Rücken. Ein Bein ist gestreckt, das andere angezogen. Die Arme legst du seitlich vom Körper ab.

2

Drehe mit dem Ausatmen deinen Körper zur Seite, indem du das angezogene Knie über dem gestreckten Bein ablegst. Verharre 5 Atemzyklen lang in dieser Position. Dann kehre mit dem Ausatmen langsam wieder in die Mitte zurück, wiederhole die Übung auf der anderen Seite.

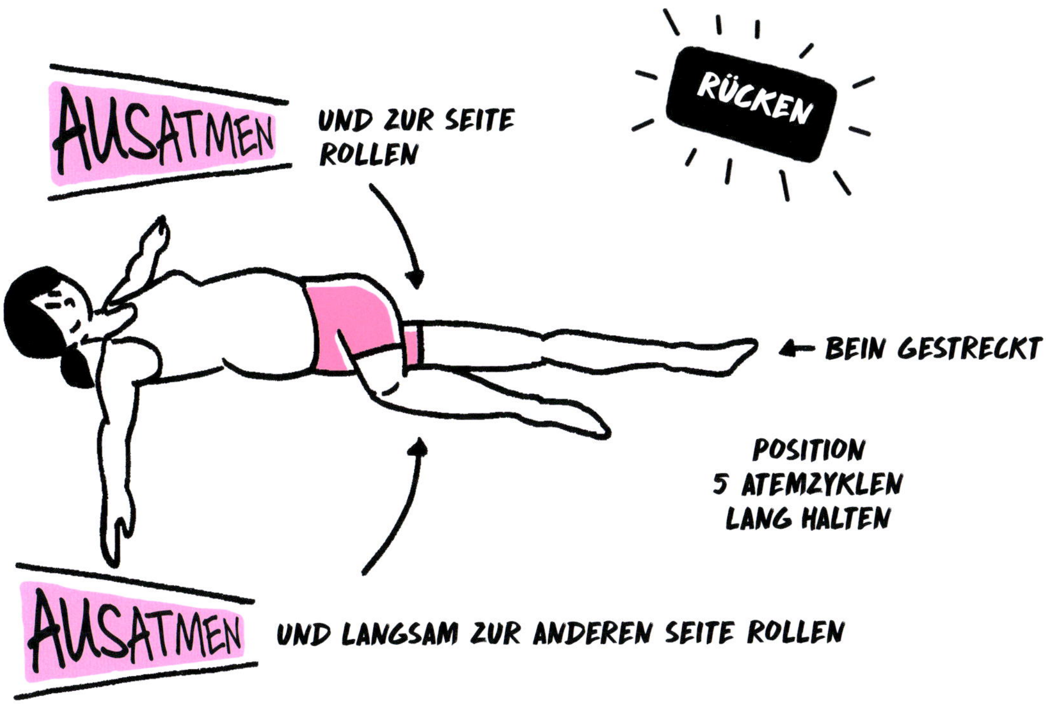

Erstmals erschienen 2017 unter dem Titel „Pilates zéro Blabla“ bei
Éditions Marabout (Hachette Livre).

Copress Verlag in der
Stiebner Verlag GmbH
www.copress.de

Übersetzung aus dem Französischen: Andreas Bredenfeld
Redaktion: Julia Niehaus, lektorat plus, Berlin
Satz: Dirk Brauns, Berlin

Bibliografische Information der Deutschen Nationalbibliothek
Die Deutsche Nationalbibliothek verzeichnet diese Publikation in der Deutschen Nationalbibliografie; detaillierte bibliografische Daten sind im Internet über http://dnb.dnb.de abrufbar.

ISBN 978-3-7679-1237-3

Printed in Germany